ちくま新書

人間は脳で食べている

伏木 亨
Fushiki Tohru

570

人間は脳で食べている【目次】

章トビライラスト・本文図版＝麻野ゆかる

はじめに

食べ物のおいしさのメカニズムを明らかにすることは、食品研究に携《たずさ》わる者の夢である。しかしこれがなかなか難物である。おいしさの構造は単純ではない。いくつかの要素が絡み合った複合的な感覚である。

本書の中でも述べるように、私は長年、おいしさの感覚の複雑な絡み合いを科学的な視点から解きほぐす作業に没頭してきた。そして、おいしさは多層的な構造をしていることを示してきた。おいしさには生理的欲求に合致する時のおいしさ、特定の食材に誘導されるやみつきのおいしさ、文化に合致するおいしさが存在する。さらに、本書で取りあげる情報のおいしさが加わる。

情報のおいしさとは、見た目や表示でおいしさの先入観を持つことであるが、背後には安全なものを食べる欲求があるといえる。おいしさの構造を形成する一つの要素に過ぎなかった情報は、複雑な現代生活の中で著しく肥大してしまった。情報過多に陥った現代人のおいしさの構造は非常にいびつである。本書は、そのいびつなおいしさの主役である情報のおいしさに焦点を当てる。

口の中に食物を入れるには覚悟がいる。毒物であったら致命傷かも知れない。口がひん曲がるほど渋かったり涙が出るほど酸っぱかったりする可能性もある。危険を避けるために野生動物は何度も匂いを嗅《か》いだりしながらおそるおそる食物を口にする。

一方、せっかく口にした食物が実は栄養素もカロリーもないものであったら食事は徒労に終わる。動物は寸暇を惜しんで栄養価値の高い食物を捜している。生きるためである。栄養素も無くエネルギーにもならない無駄な物質であれば食べる意味がない。

胃の大きさは限られている。無用のものが限られた胃の空間を長時間にわたって占拠することは動物にとって大きなロスでもある。生きてゆくためには、栄養価が高い食べ物であることを吟味した上で飲み込まなくてはならない。

人間の口は味覚や食感を介して食品の化学的な情報に最初に出会う器官である。舌の表面にある様々な受容体が食品成分に結合し、脳に送られる信号となることによって食品中の成分がかなり正確に分析される。私たちの生活を振り返ってみると、動物とは違って、安全か毒かイチかバチかで食品を口に入れるなどという野蛮な食べ方をすることはない。動物に比べると現代人は実に臆病なのである。

実は、口の中に食品が入るまでには表示や包装紙、あるいは見た目や匂いによっておおかたの察しはついているものである。それが現代人の食べ方である。察しがつかないようなものは怖くて食べられないと言うほうが正確かも知れない。人間の進化した脳は、本来食べてみなければわからなかった食物の安全性や栄養価を情報によって推測する。口に入れるまでに評価を済ませているのである。私たちの安全はこのような脳の働きによって守られている。

人間は、あまりに脳の情報に依存した食べ方に慣れてしまった。その結果、現代人の多くは五感で直接食物の価値を判断する力が鈍くなってきている。食物に関して生死を分けるような判断。そんな緊張感のある判断を五感を動員して行う必要がないからである。一年間に何人もの人が命を落とすフグ料理でさえ、人間は安心しきっている。まして、スーパーマーケットから買ってきた食材で死ぬことは通常はない。そんなことがあったら新聞紙上をにぎわす大事件である。

反対に、ブランド名や価格など、食べる前の情報が重要になってきた。情報がおいしさを左右する。そんな大変奇妙な現象も人間の食行動の中では当たり前になってきている。こちらの情報は、様々なグルメ誌などに氾濫を続けている。まさに情報過多の時代である。これらの様々な情報が、食べものの選択に影響を与えている。

人間は脳で食べている。そのように表現するのがぴったりである。口で味わう前に、脳が情報を処理している。口はそれを確かめる作業をする程度である。なぜ、口で味わうことをせずに脳が出しゃばってくるのか。そんな食べ方をすることにどのような意義があるのか。口ではなくて脳で食べる人間は代償として何を失ってきたか。本書では、人間の食生活の基盤にある情報に焦点を当て、脳が食の情報をどのように処理しているのかを考える。そして食に関する多くの問題が情報に過剰に依存することから生じていることを明らかにしてゆきたい。

第１章

「情報」は最高の調味料

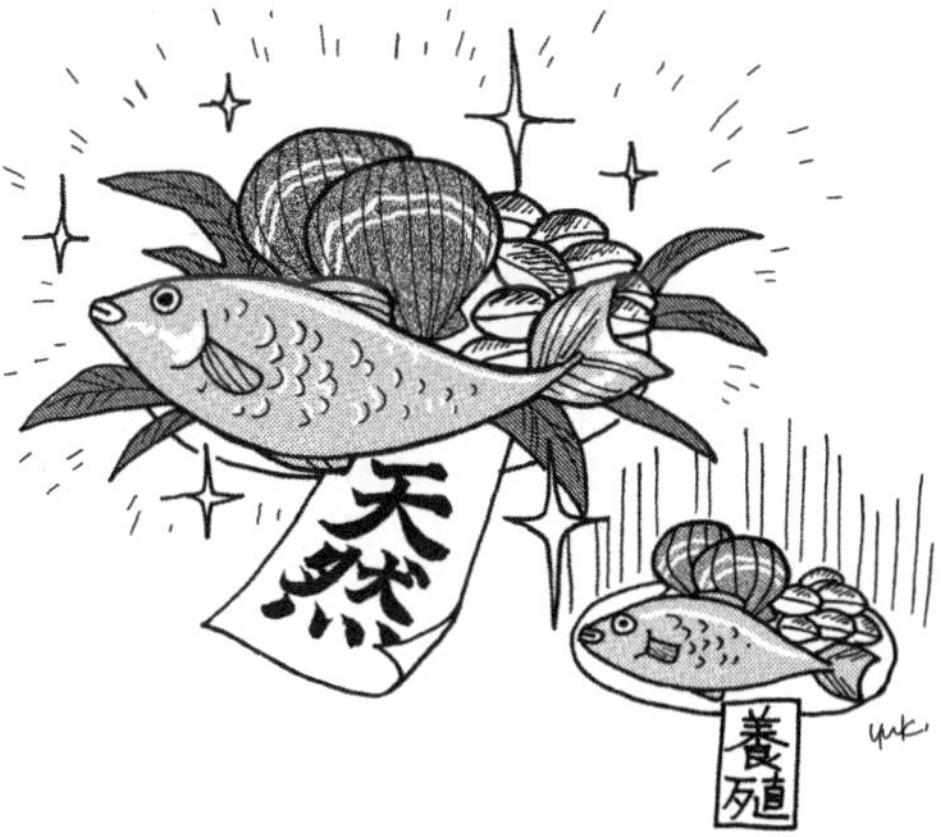

†神社の清めの水

京の三大祭りは葵祭、祇園祭、時代祭である。その筆頭とも言える五月の葵祭は、鴨川の畔にある糺《ただす》の森に鎮座する下鴨神社に欽明《きんめい》天皇が勅使を使わしたことが起源とされている。ハイライトの一つは良家のお嬢様の中から選ばれるという斎王代が隔年で上賀茂神社と下鴨神社の御手洗《みたらし》川の水で手をすすぐ禊《みそ》ぎである。御手洗川の水はＴＶニュースなどでは谷川のせせらぎのような清らかな水であるが、これは多分に禊ぎというイメージの産物である。実際は普通の流れで、土用の丑の日に庶民が足を浸けて無病息災を祈る行事にも使われる。研究室から遠くないので散歩に行くこともあるがそれほど特別な水ではない。

どこの神社でも境内には禊ぎの水がある。本殿に参拝する人々はここでまず手を清める。口をすすぐための竹やアルマイトのひしゃくが用意されていることもある。神道は「清浄」を大切にし、境内は張りつめた清浄な空間である。そこに詣でるためには身も心も清めねばならない。そんな清浄感に満ちた緊張感のある禊ぎの水であるから不潔であるはずがない。信心深い人でなくともそう感じるだろう。

しかし禊ぎの水とはいえ、特別に殺菌されているわけでもない。水道代は払われているだろうがタダの水である。屋外だからホコリも舞う。それでも不潔感はみじんも感じない。

おじさんが口を付けた紙コップのジュースを飲むことを強要されたなら卒倒しそうになる。そんな若い人たちでも、他人の使ったひしゃくで口をすすぐことをいとわない。宗教的な清浄感のあふれる禊ぎの水なのである。水質検査とか大腸菌の数とかという以前に、すでに清潔な存在である。

下鴨神社の御手洗川は葵祭の祭事のなかで一切の汚れを洗い流してくれる清流に変身する。このような清潔を作り出すのに脳がどのように関与しているのだろうか。脳の考えるきれい汚いとは何か。食品の清潔を考える上で見逃せない現象である。

†鍋で下着を洗う女

同じく上下《かみしも》に関わるテーマであるが、アメリカに留学していた学生の話である。彼は大学の近くの大きな家を若い二組の夫婦と学生二人でシェアしていた。アメリカの大学町などではよくあることである。同居者は非常に明るく知的で気さくな人たちで、留学していた学生はそんな雰囲気がハッピーであったという。

台所は共有であり光熱費なども話し合いで出し合っていたらしい。彼はある日、その片方の夫婦の奥さんが、自分の下着を台所の鍋に沸《わ》かしたお湯で煮ながら洗うのを目撃してしまったというのだ。「確かにあれは下着だった」と彼は言う。問題の鍋は夫婦の私物であったようだが、当人にとっては鍋の使用法におけるカルチャーショックであったことは理解できる。

「それは、不思議ではないみたいですよ。おおらかなものです」

「私も留学中に鍋で下着洗ってるヒト見ましたよ。男性ですけど」

みんながそうするわけでもないが、洗剤の溶けにくい硬水の地方ではとりわけ珍しいことでもないと欧米への留学経験者たちは言う。

下着を煮た鍋でみそ汁が作れるものだろうか。食品衛生的には問題はない。沸騰させたお湯であるし、万一病原菌があったとしても生きてはいない。よく洗えば科学的な清潔は保たれている。健康に対して影響はなかろう。

「鍋で洗濯なんて考えられますか？　食べ物を煮るのですよ」

健康に影響はないと言われても心に引っかかる。やはり、下着とみそ汁をいっしょにしたくない。メイド・イン・ジャパンの脳のこだわりである。洗い物と食べものを隔離したい生活規範が犯された不潔感である。

†靴のままベッドに

アメリカ人ついでに私がいつも洋画を見て感じることがある。駅や公衆トイレなどで、主人公が洗面槽に水をためて顔を洗うシーン。あれ、私には真似できません。

「潔癖性《しょう》ですか」

決して潔癖性ではないつもりだが、レストランのきれいな洗面所でも水をためて洗顔するのは抵抗がある。せっぱ詰まった事態であっても、一度くらいは水をためて洗面槽を洗って水を捨てる。もう一度水を張ってすすいで捨ててから、三度目の水くらいでやっと顔を洗う気になるだろう。これは、本当の意味での洗浄ではなくて、「清め」であると思う。

「水がもったいないですけど、私も一度はすすぎたいです」

前に誰が何を洗ったかわからない。しかるにハリウッド映画の主人公は駅の洗面槽を特に拭きもせず盛大に水をためて顔を洗う。台本にあるからだろうけど。

「うっ、不潔」

そう心で叫ぶのは私だけだろうか。

アメリカ人は一般的に朝に風呂に入る。シャワーが多い。身を清めるのは朝である。日本人は、普通、一日の最後である夜にお風呂に入る。風呂から出たきれいな身で、布団やベッドにもぐり込む。ところが、アメリカ人は、外から帰ったばかりの靴でベッドに倒れ込む人もいる。

「あれは信じられないですね。布団に乾いた泥が着くなんて想像したくもない」

それから、彼らはおもむろに靴を床に脱ぎ捨ててパジャマに着替える。

「見てきたみたいですね」

テレビ映画ではそうしている。そのまま寝るから朝起きた時点が一日で一番汚れている。そして、朝シャンして新しい日が始まる。

一日一回身を清めるだけでいいからアメリカ人のほうが合理的とも言える。日本では夜に頭を洗って朝にひげを剃る。二度手間ではあるが、やはり夜に一日の終わりの風呂に入りたい。一日の最後がいつかという違いは非常に面白いが、それはひとまずおいて話を進めたい。

生活習慣の違いに過ぎないが、皮靴で一瞬にしろ布団に倒れ込むなどとてもできないはずだ。日本よりも乾燥しているから土がこびりつきにくいとしても納得できない。布団は清潔でなければならない。寝床は泥靴とは最も遠いところである。

「僕の下宿はいわゆる万年床だから、布団も多少酸っぱい匂いはしますけど、でもさすがに泥靴ではあがりませんよ」

アメリカ人なら不潔だと言って悲鳴を上げるだろう。どっちが汚いかわからない。アメリカ人が非衛生的というのではない。きれい汚いの感覚が多少ずれているのを実感するのである。

†検尿コップのビール

検尿コップをご存じだろうか。

「人間ドックに行くと最初に受付で渡される紙コップですよね」

特別な薬品が塗布されているわけでもない。ただの紙コップである。底に薄い青色の同心円や水玉が描いてある。

「あの模様はどうして描かれているんですか」

尿の濁りなどがあればよくわかるようになっている。

形状や材質も市販されている紙コップと大して変わりはないのだが、ビールを飲むための紙コップとしては全く不都合である。

ちなみに、これにビールを静かに注ぐと尿と区別が付かない。尾籠《びろう》な話で恐縮であるが、泡の具合もビールを思わせる。検尿コップでビールを飲んだことはないけれど、おそらく、あまりに本来の目的が生々しく思い出されて快適ではないに違いない。

「僕はあんまり気にならないですけど」

「私はゼッタイ嫌！」

冷えているうちはまだ許せるだろうが、なま温かくなったりしようものなら、脳は最大級の拒絶感を示すであろう。

「検尿コップが製造されていない国ならば、どうですか」

知らない人ならそれを使用しても気にならないはずだ。もちろん衛生上も問題はない。私たちの脳がビール紙コップと検尿コップをなぜこれほどまでに峻別しようとするのか。口に入れるものと排泄するものとをできる限り遠ざけたい精神のためであろう。

一般的に、身体から外へ出てきたものは唾液にしろ汗にしろ清浄であるとは思わないようである。検尿コップはまさに清浄感を欠く液体を入れるためのコップとして、飲用に使われるのを脳が拒否している。「清潔さ」が無いという形で科学的根拠もなく我々は嫌うのである。

†実験用ビーカーでお茶を

科学の実験にはガラスのビーカーを使うことが多い。サイズはいろいろあるが、円筒状のカップが普通である。端に注ぎ口のような切れ込みがある。

「ビーカーなんて、理科の実験室が懐かしい」

「酢《す》をアルカリで中和するとピンクの色がついて……」

「赤いのはフェノールフタレインでしたよね。理科室の酸っぱい匂いを思い出す」

最近はすべての実験が高感度かつ小スケールになってきた。そのため遺伝子の研究室などでは多くの実験が数滴の液体の中で行われる。目に見えない。さらに、プラスチックの使い捨て製品が圧倒的な勢いで研究室に押し寄せてきたこともあって、かつて小学校の理科室にあったような大きなビーカーを使うことは少ない。それでも何かと便利であり理系の研究室の必需品である。

研究室にある洗浄されたガラスのビーカーは、容器としてはおそらく最も清潔なものである。

「どうしてですか」

大学の一般的な研究室では、使用後のビーカーは洗剤とブラシで表も裏も隅々まで何度も洗う。蒸留水で三回すすぎ、高温の乾熱滅菌器で一晩乾燥する。熱に強い酵素や熱に安定な物質を扱う研究室ではもっと過激に熱処理をする。乾燥後はアルミ箔などでふたをしてホコリを防ぎ、清潔なガラス戸棚にしまう。家庭の茶碗とは比較にならないほど完璧な洗浄である。

昨夜までネズミの肝臓をすり潰した溶液がストックされていたとしても、ここまで念入りに洗って加熱すれば汚れてはいないと胸を張れる。

「それは、ちょっと、想像したくない」

しかし、いくら清潔に自信があってもこのビーカーでお茶を飲みたいとは思わない。研究室を訪問するお客にビーカーのお茶を出したら、いくら常識のない大学教授とはいえ失礼である。

「失礼と言うよりも、ヘンじゃあないですか」

「常識以前だと思いますけど」

洗浄した本人などは洗浄前に何が入っていたかを知っているから特に嫌に違いない。完璧に清潔なのに清潔とは感じられない。実験用のビーカーでお茶を飲むという行為そのものに清潔感がないからである。ビーカーが汚れているかそうでないかという問題ではない。

それに比べて、研究者や学生が休憩中にお茶を飲む部屋の磁器の茶碗は完璧に清潔とは言いにくい。一応、洗ってはいるものの、薄く茶渋がついていたりすることもある。お茶を飲んだ後、ざっと水道水で洗っただけで戻されたものもあるはずだ。洗剤とブラシで三回も洗って乾熱滅菌したりはしない。

「当たり前です、そこまでやったらビョーキです」

微生物学的に清潔という意味ではビーカーの足元に遠く及ばない。それでも、茶碗で飲むお茶は不潔な気がしない。清潔感と科学的な清潔は同じではない。

†社会が欲しがっているのは、清潔「らしさ」

「らしさ」のためには科学は無力、いや、逆効果でさえある。

これまでのいくつかの例でお気づきになったことと思うが、私たちの清潔・不潔という感覚と、実際の科学的な清潔との間にはかなりのずれがあると言わざるを得ない。脳の感覚の「くせ」である。しかし、この「くせ」が社会のさまざまな問題にも影を落としている。食品の安全性を議論するときにもしばしば話が嚙み合わない原因になる。先の例では科学者はビーカーを徹底的に洗ったことを訴えるであろう。こんな清潔な容器は他には存在しない。科学者は胸を張る。しかし、皮肉にも、科学的な清潔が説明されればされるほど茶碗としての清潔さが遠のいてしまう。科学的にすぎると「清潔さ」が無くなる。こんな機微《きび》に多くの科学者は気づいていないようだ。

「食品には安全とともに安心が必要」

最近よく耳にする言葉である。新しい食品の安全性を納得してもらうことは、ビーカーでお茶を飲む行為に安心を醸成しようとしているように見えて仕方がない。実質的・現実的には従来のものと全く違いはないのだが。

「科学的に問題はない。急性毒性も変異原性も催奇性もない。長期投与実験もクリアーした。大丈夫！」

白衣の科学者や行政の説明が妙にむなしく聞こえてくる理由がそこにある。安心のなかには安全だけでは達成できない反科学的で人間くさい要因がいっぱいあることが想像できる。

ＢＳＥの全頭検査は、疾患の原因物質と考えられている牛肉の異常プリオンによる汚染を検出することが本来の目的である。これを行うことによって牛肉に対する安心が情緒のレベルでも高められた。

「ゼーンブ調べてるんだから安心」

「なにしろ全部ですから」

全部という言葉が非常に説得力を持つ。この言葉に国民は安心している気配がある。

一方、二〇ヶ月齢以下の若い牛から異常プリオンが検出された例はないこともあって、若い牛の検査にまで固執するのは科学的に意味がないとアメリカが主張する。余計な費用がかかるだけで科学的な意味がない。これも理屈である。

「ニッポンの全頭検査要求は非科学的である！」と生産業者や生産者の団体の圧力を受けたアメリカの関係者は声を荒げる。日本人なんかに科学がわかるのかという言い方にも聞こえる。これには多少カチンと来るが、誤解の本質は別の所にあるようだ。

日本には全部の牛が検査されたという事実を基盤にした情緒的な安心感の構築があったのである。アメリカの牛の解体処理や検査がていねいに行われているかという疑問の声もある。それはさておくとして、科学的根拠に基づいて全頭検査を省略してもおそらく実質的には違いは生じないだろうが、情緒的な安心感には傷がつく。

このあたり、アメリカ農務省高官が理解するかどうかは本書の執筆時点ではわからない。しかし、食品に対する安心の確保が科学で割り切れるとするのは、日本の消費者心理に対する洞察を欠くのではないか。この問題がこじれる理由がそこにある。純粋な科学で日本人の安心が獲得できるかどうか微妙だからである。日本側の取るべき立場を諮問された委員会は嚙み合わない二つの国の発想の板挟みになる。

全頭検査廃止問題には敏感に反応しながらも輸入禁止以前に貯蔵された米国産牛肉を使った牛丼は受け入れる。

「ヘンな日本人」

輸出側から見ると訳のわからない行動に映るだろう。たしかに論理的ではない。理解に苦しむ米国が「悪意があるのでは」と邪推する恐れもある。日本人の清浄感に対する科学で割り切れないこだわりである。これが非関税障壁として貿易摩擦のタネになる時代が早晩来るように思われる。

†清潔と清潔感のずれ

缶コーヒーや缶ジュースに蚊の溺死体が見つかったら気分は良くない。不潔である。自宅でいれたお茶に蚊が落下したものならペッと吐きだして終わりだが、何年か前の異物混入騒動の時代には一大事であった。

「またもや缶に異物が」

新聞紙上をにぎわす一連の事態になった。

製造中に混入したことが確認されればメーカー側はあわてる。製造日の当該製品の製造ラインのものすべての缶飲料を廃棄する。健康に被害があるものかどうかは問題ではない。異物混入と断定されたら捨てねばならない。再利用などしたらまた騒ぎになる。

「廃棄せずに再利用、関係者に反省の色無し！　抗議の声殺到」

新聞の見出しが目に浮かぶ。

その日に同じラインで生産された数十万本が廃棄される場合もある。

自宅の蚊は許せても缶飲料の蚊は毒物なのかなどと悪態をつくつもりはないのだが、なぜ、数十万本もの飲料が廃棄されなければならないのか。食品業界の不条理というか、哀しい宿命である。

混入していた蚊が人間の健康にいかなる被害を及ぼすかを推定することはそれほど困難ではないであろう。また、製品の抽出試験から残りの製品に同様の事故が起こる確率を計算することも不可能ではないだろう。しかし、どのようなことをしても渦中の消費者やマスコミは許してくれなかったに違いない。

パンのナトリウム含量の表示の桁《けた》が誤っていただけで、店頭から全品回収というニュースを当時耳にした。

「表示は桁が違います。正しくは……」

という店頭表示では済まされなかった。回収されたパンは捨てられたのだろうか。パンの中身には何も問題ないのにもったいないことだ。これも不条理である。世界には飢えて死んでゆく人もいるのに、いつか、バチがあたるのではないかと恐れる。

蚊がいるという非衛生から生じる健康被害の可能性が問題にされたのではない。そのような議論は少なくとも新聞では見あたらなかった。問題は清潔らしさが損なわれたことにある。蚊一匹が致命的な毒ではない。蚊一匹の混入が、清潔な飲料を期待するものにとって致命的に気持ち悪いのである。

その日に生産された数十万本の飲料の廃棄は、おそらく、健康被害の発生を阻止するという緊急の必要に迫られたものではなかったはずだ。清潔らしさを回復するためには、ゼンブ捨てる必要があったと言う方が納得できよう。現代人の脳がそう命じたのである。

†表示が鹿児島だったらどうなのだ

異物混入と前後して、産地の不正表示の問題が起こった。産地を不正に表示して利益を得るなどという卑劣でみみっちい行為は許されるものではない。食品の安全性に対する信頼を損なうという意味でも罪は大きい。

しかし、なぜ、こんな奇妙な事件が成立するのか不思議でもある。もちろんスーパーや肉屋の店頭では、産地の表示を信じるしかない。味見をすることもできない。多くの人は、表示を信じて、安価でよりおいしいイメージの食材を購入したのであろう。その気持ちは当然である。

それが騒ぎになったのは不正な表示が発覚した後である。

「うむ、これは、正しい産地ではない！」

非常に目利きのボランティアーの方が指摘して回ったこともあった。内部告発もあった。不正が明るみに出たことは喜ばしいことである。しかし、発覚以前に購入者からクレームが殺到したわけではなかったのはどうしてか。そのようなものだろうと変に思わなかったのだから、味覚的には国産でも輸入でもクレームをつけたくなるほどはっきりとわかった人は少なかったと言えよう。

しかし、表示の偽装は犯罪である。大騒ぎになった経緯は次のように理解できる。消費者の多くは、じつは食材の産地がどこであってもあまり違いがわからない。しかし、プロの業者が言うようにどこそこの産地がうまいという情報だけはしっかりと身につけている。そして情報どおりにうまいはずのものを購入する。悪徳業者は、うまい産地の食材を装い、これは消費者の多くをだますことができたが、一部の鋭い感覚の人間や内部告発によって露呈した。

消費者は、高い金を払ったのにだまされたと怒っている。だまされたのは、一つは舌。もう一つは表示の情報に頼った心である。

「舌で判断できないから表示に頼っているのに、その表示を偽るなんて許せない」

そんな本音は悔しくて言えない。それ故、怒りは倍加する。

もちろん、これは、おいしさだけをとらえた問題で、表示によって食材の安全性を推定しようとすることには当てはまらない。国産が安心できると思って買ったものが偽装の輸入品であったとしたら、それは卑劣な業者である。

輸入肉と国産肉の優劣も毀誉褒貶《きよほうへん》が著しい。国産が望ましいときには輸入肉も国産になり、国産肉に悪いニュースが報道されると、国産肉がアメリカ産肉に偽称されたりする。

表示を変えることは犯罪だけど、それよりも、同じ食材を目の前にしてこんなに激しく右往左往する日本の消費者っていったい何なのだろう。

†吉野家の一日牛丼復活に見える風景

牛丼の吉野家に牛丼が一日だけ復活した。ずいぶん前にアメリカ産の牛肉がBSE騒動のあおりで輸入停止になった。しばらくは在庫でまかなってきたがそれも底をついた。最後の牛丼には各店にマスコミや野次馬《やじうま》が押し掛けた。

「いやあ、やっぱり、牛丼はおいしい」

「はやく、販売を再開して欲しい」

私は聞きたいのだけれど、輸入停止は輸入した肉を食べるなという意味だ。輸入禁止中に以前の在庫が残っているなら、それも食べてはいけない肉なのではないの？　まして、その頃の冷凍肉をかき集めて牛丼作ったって、輸入禁止されている牛肉を使っているのと同じでしょ？

「大丈夫じゃあないの、おいしいもんね」

実に奇妙なことだ。吉野家はすでに輸入されていたものの廃棄を命じられたわけではないから、法律に照らしても何も問題はない。一日牛丼復活はうれしかった。忘れかけていた味をしっかり思い出させる効果もあった。

じゃあ、なぜアメリカの牛肉は輸入禁止されているのか腑に落ちなくなる。輸入禁止後も同じ肉が食べ続けられた。一年後に残っていた肉がかき集められてまた食べられた。みんな同じ肉である。危険だから輸入禁止って言ったのを忘れたのだろうか。

「この不条理はアメリカ農務省には恐怖だろうね」

「背広姿で冷静な報道官もさすがに頭に来ただろう」

BSE騒動で大騒ぎして牛肉の輸入禁止を支持したマスコミの人たちが最後の牛丼をやんやと取材したのも奇妙だった。全部検査しないと危ないと言っていたのとおなじ肉である。こんどは、復活の牛丼も取材している。どれも本気ではなかったとしか思えない。

「マスコミの文化部と経済部ではいわゆる人種が違うんですよ、きっと」

復活の牛丼でBSEになる人は確率的にもゼロだろう。それがわかっているからあんなに行列ができたのだ。日本人の確率に対する常識的感覚は正常だ。本音で危険を感じていないから行列までして食べるのだろう。じゃあ、輸入禁止したときになぜそれがわからなかったのだろう。危ないものは許さないという感覚も本音であったのではないか。一年間の空白期間が、当時の熱に浮かされたような建前論を忘れさせたのではないか。

確率が非常に低いことは無いに等しい。無限に確率が低いこととゼロを頭の中で同一視することには、じつはかなり柔軟で高等な判断が必要である。人生観の修正やいろんな覚悟もいるかも知れない。危険は無限に低い確率であるのにこれを危険と感じる方が錯覚に近い。安全と安心の溝を埋める現実感や知恵のようなものがわが国にはもっと必要のようだ。

†天然は安全？

天然という響きはすばらしい。特に食べ物の世界では天然という冠の価値が非常に高い。人間は自然とともに生きていくべきという信仰のようなものが、天然との一体感を求め天然に対する信頼を高める。そして、天然ならばなんでも人間に優しいというような錯覚を生むのではないだろうか。

「天然はやはり最高、自然は優しい。人間は自然と共に生きてゆかなくちゃぁ」

天然物《もの》にも毒はある。人間にとって不都合なものはいっぱいあることは皆知っている。おそらく天然を崇拝するご本人たちも知らないはずがない。それでも、なぜ天然や自然がいいのだろうか。

天然や自然に対立する物は人工あるいは工場生産、比較対象によっては栽培や養殖なども対立概念となる場合もある。どちらが優れているかというとはっきりしないことが多い。

天然には人間が制御しきれない畏れの気持ちが残っている。そのような物の味や香りなどを優れている物の規準とされることが多いようである。自然に対するあこがれや自然に同化したい意識などがその判断を後押ししている。

天然を好む人たちは、天然・自然の物で予想外の不都合が起こるならばあきらめもつく。しかし人間が設計した生産物によって、人間の浅はかさのために自分の命が危うくなるような事態だけは耐えられないのではないだろうか。

「天災ならば仕方がないけど、人災は腹が立つ」

自然に対する畏敬にくらべて、人間の技術に対する深い不信が感じられる。それが一見合理的でない判断の基になっているように思われる。科学が誕生して数百年、乗り物や住居などには相当の信頼があるが、口に入れる物に関しては運命をゆだねるほどには人間の信頼を勝ち得ていないらしい。

天然であるから非常に美味であるというのは思い入れに過ぎないことが多い。比較すれば味に違いがあるが絶対的な優劣ではない。どちらの味を良しとするかは個人差もあろう。天然が常に味覚的に優れているという根拠はない。

「わーっ、ゼンゼン味が違う、さすが天然」

違いはあっても、どっちがうまいかは別問題である。

†「そりゃあ、天然がうまい」の根拠は?

魚でもなんでも、天然物と養殖があれば天然のほうがうまいというのが食通の常識だ。天然物ならではのうま味、天然の素朴なおいしさ、養殖の脂ぎった味とは違って、などと、天然物を崇拝する声は強い。天然物には天然物のおいしさがあり、養殖物のおいしさはまた違うところにある、という冷静な意見もある。

これらの味覚・嗅覚は嘘ではない。まずはそう言える。天然物の動物の多くは過酷な条件で生きてきたものだから、運動もしているし、日夜ストレスにも遭遇している。

「魚も苦労してるんですね」

なによりも、養殖ほど有り余る餌にありついていないから、体脂肪蓄積が少ない。

また、養殖の餌によっては肉や脂の味に影響するものがあるが、天然物は飼料に由来する特定の成分の影響を受けていない。天然物の生育環境が独特の良い味わいを与えている場合、養殖では再現できない。味の特徴の違いをつかめば区別することも困難ではない。しかも近年ますます希少価値を高めている。希少になればいよいよ欲しくなる。さらに幻へ向かって弾みがつく。

このような理由から天然物には特有の味わいがある。味のわかる人は口を揃える。また、それがわかるのが玄人《くろうと》であるという自負もある。しかし、われわれのような一般の素人にとってはどうなのだろう。魚種によっては脂がよく乗っている養殖物のほうが正直なところおいしく感じることもないとは言えない。養殖物の脂がくどくて嫌だと感じるひともいれば、脂がのっておいしいと感じる人もあろう。天然物のあっさりした感じがもの足りない人もいるはずだ。

いわゆる食通にも、脂がよく乗っておいしいという感覚はあるはずだ。しかし、彼らは、そんなわかりやすいおいしさを良しとしない。

「そんな、素人だましは私たちプロには通用しない」

わかりやすいおいしさはとっくに卒業した。派手な味ではなくとも、繊細でほのかなおいしさ。天然物にはそれがあるという。節度のあるおいしさという感覚もあるようだ。

「食通というのは難しい人種ですね」

「無い物ねだりじゃあない？」

「いろいろ食べると最後はそうなるんでしょうね」

どちらも正直な好き嫌いなのだ。わかりやすい味か食通好みの味であるかという区別があるに過ぎない。それでも、いろいろ食べ続けるとやはり食通好みの味に収束してゆく。わかりやすい味わいでは長く楽しめないようだ。

素人は、背伸びもしたい。自分ではよくわからなくても、食通がうまいというものを学びたい。うまいまずいの多くは、食通がまず規準を作って、後進がそれを学んでゆくことで成立している。清酒やワインの味わい然り、魚の旨さも然り。昨今ではラーメンにも味の系譜なるものが存在して、食通がとりしきっている。肉まんのプロやお好み焼きの鬼などと称される人もいる。いずこも人が集まれば食通が現れるのである。

「私も食通になりたい」

あまり誰も食べないマイナーな料理を年中食べ続けたら、その道の立派な食通である。何かの拍子にクローズアップされる可能性もある。

ともかく、長時間かけて確立されてきた判断基準に食通は従っているのであるが、それとて絶対的なものではないし、万人が従うべきものでもない。まして、自分の感覚に正直で頑固な人が味覚おんちと非難されるべきものでもない。人によっては代謝も異なる場合があるから、隣人の感じている味わいの信号が自分と同じであるか誰にもわからない。比較のしようもない。

さて、真の食通から中途半端な食通、さらに背伸びしたい素人までが織りなすさまざまな味談義は、混沌としたおいしさの世界をいっそう混沌とさせる。初心者の確とした実感がない不安が、風評・評判・情報などの他人の規準を求めるのである。

「プロの人が褒める味を知りたい」

「味のわかる人間になりたい」

人間の脳は、いつしか安全のための情報収集という本来の役割を越えた。食通としての味わい方を身につけるための情報収集という、退廃的とも言える道にまで足を踏み入れようとしている。

「やくざな道ってやつですね、動物としては」

脳の錯覚を笑っているだけでは済まない時代がやってくるだろう。

第２章

四つの「おいしさ」

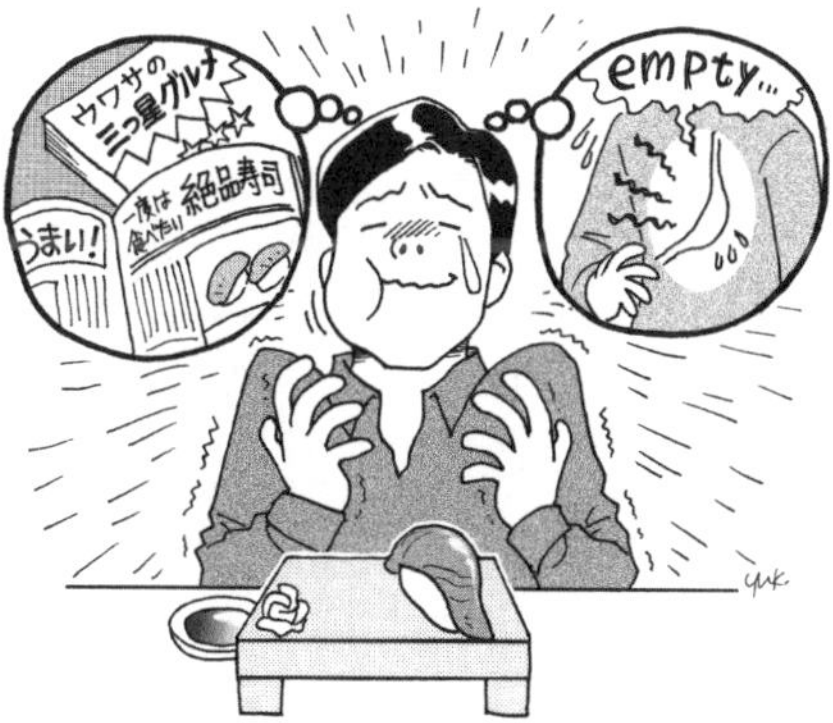

†おいしさの四本柱

人間の脳はしばしば食の場面で奇妙な錯覚を起こす。それは、人間が食べ物のおいしさを五感で感じずに、頭で処理できる情報に頼りすぎるところから来ている。現代人にとって情報はおいしさの一つなのである。

「情報ってどんな味がするんですか」

現代人はなぜおいしさを判断するのに外部情報に頼るのか。そもそも、情報がどうしておいしいのか。おいしさとはいったい何か。それらを考えるにあたって、おいしさにはどのような要素があるのかをまず整理したい。

おいしさは人それぞれである。

「蓼《たで》食う虫も好きずきと言います」

「十人十色も」

「つまり、人によってばらばらじゃあないですか」

おいしさを科学的に解明するのは無理だと昔から思われてきた。味覚や嗅覚の研究は盛んであるが、おいしさ学というのはない。少なくとも既存の学問分野ではとらえきれない複合的な領域であることは間違いない。しかし、とらえどころの無いおいしさもいくつかの構成要素に分解することによって科学的に検証できると私は思っている。以下は私の使っているおいしさの四分類である。もちろん情報のおいしさも含まれている。

一、生理的な欲求に合致するものはおいしい
二、生まれ育った国や地域あるいは民族などの食文化に合致するものはおいしい
三、脳の報酬系を強く刺激してやみつきになる
四、情報がおいしさをリードする

「たった四つだけですか」

「これでおいしさがほんとうに全部わかるんですか」

よほどの例外を除いて主なものはほぼ分類可能と思う。四つのおいしさは、それぞれ異質な学問分野に属するものである。これらを統合した「おいしさ学」を作ろうとすると、それは理系文系の枠をはるかに越えたものであることは想像していただけると思う。食に関わるさまざまな問題が、脳科学から情報学や生理学、人文科学に根を張っている。その結果、一見してなかなか理解しにくいものになっているのである。

情報のおいしさはその最たるものである。これを理解することによって人間の食行動に

隠されたルールのようなものが見えてくる部分がある。おいしさの中で情報はどのような位置を占めるのか。ここではまず四つのおいしさについて具体的に説明した後に情報のおいしさに焦点を当てることにしたい。

†その一・生理的なおいしさ

「先頭は生理的なおいしさですが」

人間にはさまざまな生理的な状態がある。

「トイレに行きたいというのが生理的状態と思っていましたが」

そのほかに、空腹とか、喉《のど》の渇きとか、疲れとか、元気がないとか、暑いとか寒いとか、特定の栄養不足とか満腹とかいろいろある。

生理的な状態によって最も必要な栄養素の種類や量は異なる。喉が渇けば、ビタミンよりもまず水だ。腹が減ったらご飯の時間。寒い冬はお鍋で暖まり、暑い夏は冷やしたスイカやみずみずしいトマトやキュウリが食べたい。生理的にぴったりのものはおいしい。

「なるほど、わかりやすい」

生理的な欲求を満たすおいしさは動物にも人間にも共通のおいしさである。お腹がすいたら誰でもご飯がおいしい。喉が渇けばイヌでもネコでも水がおいしい。

「よく考えれば、当たり前じゃあないですか」

当たり前とは言えない。体の状態を常に敏感に見張っているからこそ、こんな欲求が生じるのだ。感覚が鈍ければ、お腹がすいたのもわからないで餓死してしまう。

喉が渇けば人間ならばビールも苦くない。飲料の味わいまで変化するのだ。じつに繊細な感覚調節である。水分を摂るためならば苦味もおいしさに変わる。動物や人間は生理的に欠乏している栄養素や物質がわかる。緊急に必要な栄養素を含む食物は何でもおいしいのである。これが、生理的なおいしさである。

「じゃあ、山の上で飲む谷川の水がおいしいのは」

もちろん、塩素などで殺菌したりしていないから嫌な雑味もない。温度も低くてさわやかである。しかし、最大の要因は、喉が渇いているから。ぐっしょりと汗をかいて山道を登ってきたはずだ。サウナで大汗かいた後でよく冷えた水道水を飲んだらこれも結構うまい。

「なんか、夢のない話ですね」

生理状態というのはそれほど劇的に味を変えるのだ。ビールの新製品紹介なんか、暑い夏に山の上でやったらみんなが舞い上がるほどおいしいはずだ。地上へ帰っても飲みたくなるほど強烈に記憶に刷り込まれるだろう。あのおいしさはちょっとやそっとでは忘れられない。

「そうでしょうけど、誰が缶ビールを背負って上がるんですか」

「営業マンは泣くだろうな」

「新人研修ならいいかもね」

「ビール背負ってお祭り気分で」

生理的なおいしさの例はいくらでもある。おいしさの基本だからだ。運動させたネズミは甘味を欲しがる。甘味は運動によって消費したエネルギーと血糖を補給するための糖質の味である。甘いものが欲しくなるのは糖を求めているからと言える。人間でも疲れるとすぐエネルギーになる甘いものや、同じくエネルギーに代わりやすいクエン酸の豊富な果実が欲しくなる。

「夕方に事務机の引き出しのチョコレート食べる人います」

「運動選手がレモンを囓《かじ》るのを見たことがあります」

生理的な欲求を満足させることでおいしさが得られる。空腹、渇き、栄養素のアンバランスや欠乏、疲労など、極端な生理状態に置かれた場合では、この要因が最も強くおいしさを左右する。

「日常生活では、生理的な欲求を意識することはあまり無いですけど」

お腹《なか》を減らしてスーパーマーケットに行くといろいろ買ってしまう。反対に、満腹で食料品売り場へ行ったら何も買う気がしなくなる。

「そうなんです。食料品を買う意欲がなくなって。後で困るんですよね」

空腹感が無意識にエネルギーになりそうな食材を欲求させる。お腹がぺこぺこならば、調理されてすぐに食べられるものや、脂っこいもの、焼き肉などに目がいく経験をした人もいるだろう。

「コロッケ。あんまりお腹が空《す》いていたので揚げたてのを買って帰りに食べてしまいました。空腹のときのコロッケって本当においしい」

「そんなとき、私は、豚まん。人目を忍んで車の中で食べる味は最高」

典型的な生理的おいしさである。このように、動物と共通の生理的なおいしさは万人共通である。

†その二・食文化のおいしさ

民族や地域、あるいは家庭など、人間が食生活を営む集団の中で独自の味付けが生まれ継承される。幼い頃から食べ慣れた味わいは、安心感を与え、おいしさを感じさせる。食べ慣れない味や食材にはしばしば違和感を覚える。

「なんだか難しいおいしさですね」

自分の家の味付けが一番おいしい。

「はじめから、そういえばわかりやすいのに」

よそのお家で食事をごちそうになった場合に、しばしば、味付けに違和感を覚えることがある。甘かったり、普段食べているよりもずっと薄い味付けであったりする。

「それは経験がありますね。友人のうちに泊まったときなんですが、朝に奥さんが作ってくれた白和えが異常に甘かったです。喉を通りにくかったです。家族の方《かた》は皆平気で食べていました。これも家庭の味なんでしょうね。人生最大の違和感でした」

食べ物を目にしたときに、自分が慣れ親しんできた味付けを想像してしまう。それが、予想外であったりすると違和感とともに不安感が生じておいしくない。

私たちは、料理のおおよその味を、これまでの食体験から予想してしまう。過去の体験の多くは家庭や地域の食べ慣れた味である。これにぴたり合致したときに、安心感に裏打ちされたおいしさ、すなわち文化のおいしさが感じられる。

民族の食嗜好《しこう》は、長年継続されてきたものである。お互いに理解できないくらい極端に異なる場合があり、また、こだわりにも根強いものがある。一般に、食は保守的であると言われる。いったん獲得した嗜好は簡単には変化しない。

「私は、すき焼きだけは主人の好みを許せません。はじめからどぼどぼダシを入れるなんて、野菜の甘味が台無しでしょう。言うと喧嘩になりますけど」

各民族や地域が固有の好みを持っている理由は明らかである。親や周辺が食べていたから子も食べる。これが、繰り返されるからである。民族間の交流が活発ではない地域では特に文化の影響が顕著である。子供の頃から、刷り込まれた味や匂いは、安全で信頼できる風味として定着し、安心できる。

例えば、日本人は、海苔《のり》の風味を好む。子供の頃から食べているからである。海苔を食べる習慣のないアメリカ人にとっては全く好ましい風味ではない。色も黒く、食べ物とは思えないという感想が一般的である。

「うえーっ」

「ヤック！　ヤック！」

「クソみたいだ」

アメリカの子供は遠慮がない。周囲を海に囲まれた日本で海苔の生産は容易であり、また、海苔を食べる習慣は中国や韓国から早くに日本に伝わっていた。アメリカでは、海苔の風味は食品や料理と結びついておらず、その風味とともに食物を摂取する文化がないのである。

†その三・やみつきを誘発するおいしさ

三番目のやみつきのおいしさは現代的なおいしさと言えるかも知れない。贅沢な食材が豊富に手にはいるようになった今日、特に目立ってきたからである。やみつきのおいしさは脳の報酬系で発生する。報酬系は脳の快感の中枢であり、快感を使って本能行動を操っている。

快感を強く生じる食べ物には動物や人はやみつきになる。人間は油脂、甘味、アミノ酸などのうま味が好きである。それぞれ、生命維持のために必要な脂質・糖質・タンパク質の存在を示す味の信号である。生理的なおいしさと同様、人間にも動物にも共通の本能の部分である。人間の好む菓子や嗜好性の高いものに該当する場合が多いので、これが動物と共通と言われると少なからずショックを受ける人も多い。

「じゃあ、私がチョコレートを異常に好きなのも」

脂質と糖質の信号に富んでいるから、本能的においしい。動物として当然です。サーカスの熊にもごほうびは角砂糖かチョコレート。

「私の好みは動物的ってこと?」

好みが本能に忠実と言うだけで……。人間も動物の一種ですから。

「知性が足りないといいたいわけ？」

ともかく、非常に大切な栄養素なので、人間や多くの動物はこれらを多く含む食物の味にやみつきになる。

やみつきになる食品は高度の嗜好性食品とも言える。忘れられないおいしさである。チョコレートや、評判のラーメンや、ケーキなど、現代社会に蔓延《まんえん》するおいしいものの多くが該当する。欲求が極端に亢進して執着に近くなった状態である。これが、行動科学で言う報酬効果である。

報酬効果は、快感を発生する前頭前脳束《ぜんとうぜんのうそく》と呼ばれる神経の束が興奮する状態を示している。

「ゼンノーソクというのはどんな束ですか」

見たことはない。しかし、脳の快感を感じる部分を電極で探ってそれらを繋げると神経の束になる。これが快感を発生する部位だと言える。

「誰が発見したんですか」

カナダの実験心理学者オールズさんとミルナーさん。本能行動の根元である快感を捜していたのだろう。ラットの脳内のいろいろな場所に電極を挿入した。レバーを押せば自分で刺激できる。

「ネズミがそんな高度な操作をするんですか」

ラットはレバーを押してある特定の部位を何時間も刺激し続けた。餌も食べないでひたすら没頭した。

『これは異常な快感に違いない』

『これこそ本能の源だ』

両博士は気づいたわけだ。電極の位置を変えて刺激を与える部位をどんどん探っていったら快感中枢らしき神経の束が浮かび上がってきた。大発見である。

ある種のおいしい食べ物は、この神経を刺激するに違いない。おいしさは快感だから。ある行動の後に快感が生じたならばその行動がやみつきになる。食品の摂取が脳の報酬系をどのように刺激するのかはよくわかっていない。この快感が食物を忘れられないおいしさに仕立て上げる。いわば、本能の快感である。このおいしさについては、後の章で油脂を好きになる本能のおいしさとして詳しく述べる。

†その四・情報のおいしさ

四の情報がリードするおいしさは本章の主題であり、人間に特有のものである。安全や美味、価格、産地などの情報が、脳内での味覚の処理に強い影響を及ぼす現象を指している。テレビのCMや広告、あるいは他人の噂などまで情報に含まれる。

「なるほど、確かにこれもおいしさに影響する」

「グルメ雑誌の評価を見て店を選ぶ人も多い」

情報がおいしさを誘導するのである。そればかりか、私たちのおいしいと感じる味の多くは実は他人から与えられた情報で成り立っている。おいしさというのはいったい何なのだろう。

この部分は本書の主題にも関わるので、後でもっと詳しく述べる。

「ともかく、これで四つ揃いましたが、どれもそれなりに実感はある」

「人間も案外単純なんですね」

おいしさはこれら四つの分類のいずれかに入ると思う。同じ食べ物に対するおいしさの応答が人によって違うのは、これらの要因のどこかで同意できないからである。おいしさは人それぞれであるが、これらの要因に分解して考えてみると、意外に不可解なものではない。

生理的なおいしさとやみつきになるおいしさは人間もネズミのような実験動物もほぼ共通である。一方、文化のおいしさは人間に特有のものであると言える。情報はこれら四つのおいしさの中の一つにすぎないが、人間の場合はかなり大きなウェイトを占めている。

特に、人間は発達した大脳を駆使した高度なコミュニケーション手段と能力を持つ。情報こそがおいしさの鍵であるとさえ言える。この傾向は今後もさらに加速してゆくに違いない。

情報がおいしさに影響する例は日常生活の中でいくらでもある。

†味わうよりも先に習う

習うおいしさ。これこそ、情報のおいしさの典型である。

現代人の求めるおいしさのレベルは高い。そのなかでもさらに究極があると言う。

「本場の味とか、老舗《しにせ》の秘伝のタレの味わいとか」

「おいしさのランキングなど競争も激しい」

料理に対する究極のおいしさと言うべきものはどのように説明できるだろうか。誰もが認めざるを得ない究極というのは存在するか。

「グルメ番組を見る限り、ありそうなんですけど」

「うわさほどでもないというケースもあるみたい」

発言力や権威のある食通が下したご託宣には重みがある。半端なものを絶賛したりはしない。確かな共通認識はあるようだ。これがおいしさの座標である。

じゃあ、その共通認識はどのようにできたのか。これはわからない。先達《せんだつ》となったその道の最高峰や達人が大きな影響を及ぼしてきたとは言える。

「じゃあ、その前は」

そのまた先達の影響。つまり、長い間に地域の文化あるいは食通の間で自然に出来上がってきた共通認識というところか。

ちなみにボルドーのワインの格付けは、一九世紀後半のパリ万博時代にナポレオン三世の命令で仲買人組合から選ばれた人たちがその当時の取引値段などを参考に決めたという。当時の実勢価格が色濃く反映していたと言える。一級シャトーは選ばれた特別な存在である。格付けは今日まで原則として変更されることはなく、シャトーのプライドが味を維持している。

一〇〇年以上も前に決められた格付けを世界中のグルメたちが習うことによっておいしさを評価する秩序が成り立っている。蔵も伝統の味を変えないように気を配ってきた。年による原料ブドウの品質の情報が加味されて精緻な秩序が出来上がっている。

ソムリエやワインアドバイザーになるためには、ブドウの名前や畑の名前ばかりでなく、このような秩序の体系を細かく記憶して応用できなくてはならない。

おいしさというのは習い覚えることなのである。

「これがおいしい味である。よく覚えておくように」

「本物の味はこういう味です」

「冷ややかで拡がりのある渋みがいいですね。ここまで厚みがあればこの地域のワインとしては最上級の味ですね」

先達が後進を指導することによってこの世界は成立する。もちろん、多くの価値判断にはそれなりの理論や普遍性もある。全体としては壮大なおいしさの体系であることも事実である。

食品の種類にもよるが、過去から現代にかけて食通が吟味した体系がある。これを中心に秩序ができあがっている。究極と言える絶対的な根拠があるわけではないが、かなりはっきりした秩序は存在する。また、多くの人たちがこれを使って同じ話題で語り合える程度には普遍性がある。しかし、何故それが究極であるのかについては説明されないことが多い。

「昔からそういわれてきたものです」

というのが正直なところであろう。

「このような味が究極だということになっている。確かにうまい。しかし、実は私はもっと苦い味が好きなのだが」

そんな独白ももちろんある。

あるとき、酒のおいしさを究めようとするグループと知り合ったことがある。リーダーは深い経験に富んだ尊敬すべき人であった。このグループの人たちは、清酒に対するはっきりした価値の体系を作り上げていて、長年繰り返されてきた議論の末に絶対的とも言えるおいしい酒のイメージを持っていた。リーダーは決して押しつけはしないが、新入会員は楽しみながら尊敬するリーダーの嗜好を学んでいるように見える。限りなく究極に近い酒や、ふさわしい酒肴を探し歩いてグループは楽しんでおり、まことにうらやましく思ったことがある。

「いいですね、これも。ふくよかで」

深く頷《うなず》く人々との間には、信頼感の絆《きずな》が感じられた。グループの人たちも評価基準に強い自信を持っておられた。自分たちがいつも酒の場で確認し合い、語り合ってきたからである。このグループは情報も幅広く、冷静であり、評価基準は私が何となく抱いてきた清酒のうまいまずいの評価と符合する部分も多かった。しかし、納得できない部分も正直なところ感じられた。清酒のおいしさのどこに重点を置くかというような違いである。好みとしか言えない部分での不一致が残るのである。絶対的なおいしさと思われているものにも集団の総意にすぎない面があると感じた瞬間であった。絶対的おいしさの成立過程と拡大の縮図を見るようで興味深かった。

†ブランドのおいしさにも情報の錯覚が混じる

ブランドは伝統や定評を主張する情報である。信奉者に支持されて価値を生む。ブランドであるという情報は先入観のような形で脳で処理される。味覚などの信号と合流して扁桃体の価値判断にバイアスをかける。

「ブランドものは、やはり、納得できる水準にあることは確かですよ」

「それなりのプライドとこだわりが高い水準を維持している」

「バッグなどは加工や細工の質も高い」

もちろん、先入観だけでブランドが維持できるほど消費者の味覚は鈍感ではない。納得が必要である。欠点の少ない品質は確かなものがある。名前だけではなくて品質を支持する人も多い。

ブランドものの食材の場合は、本来のおいしい味に、評判が高いという情報の影響が好ましく働く。おいしさがさらに強化される。味のレベルが標準以下の劣ったものならば、情報は作用しにくい。欠点が明らかなものもブランドとして定着しにくい。

目立った欠点のない良くできた味であれば情報によってさらに料理が可能である。イメージを人為的に作ることができる。このあたりはマーケッティング担当の腕であろう。欠点ではない特徴をいくつか備えていることは、記憶の手がかりを与える意味で重要である。特に、記憶に定着しやすい嗅覚や食感を刺激することは効果的である。特徴的な風味や食感が重要なのである。

味の違和感を逆手に取ったブランドもある。コカコーラは米国での発売当初は不評だったようである。日本で発売された際も、それまでの飲み物にない違和感と強すぎる刺激が不評であった。特に子供には受け入れられがたい味であった。

しかし、これは当初から意図された味の設定であったという。開発者は、それまでアメリカの飲料には全くなかった味を目指したという。当然、違和感の塊である。しかし、後年、全世界の人を引きつけるような魅力も共存していた。

アメリカの乾燥した地方では、不断の水分補給が必要である。砂漠のガソリンスタンドで手に入るコーラの缶は、渇いた喉に生理的な快感を与え、その味も徐々に違和感を消しながら浸透していった。少し昔、初夏に私の研究室に来られたアメリカの教授は、喉が渇くらしくて何度も自販機でコカコーラを買っておられた。日本の缶は小さいので二缶必要だとこぼしておられた。喉の渇きを癒す効果のほかにも、あの独特の味わいが癖になるという人も多い。人間の嗜好にはまだわからないことが多い。

コーラの味の設計にもどると、それは過去に受け入れられた実績のない味と言える。類似した飲料がない地点に味を設定したのは、やみつきにさせる自信があったとしても冒険であったろう。どんな味であっても消費者の嗜好の方を変えてみせるという強い自負があったに違いない。味に絶対的なものは無いという信念があったとしか思えない。当時の会社の規模に不釣り合いなほど積極的にコマーシャルへの投資が行われたと言われている。いまでもブランドを維持するための巨額な投資が続けられており、TVや雑誌の広告はもちろん、津々浦々、街角の目立つ場所にロゴマークを誇示する看板がある光景を目にする。大げさに言うと、世界中の人間の味覚の判断に情報で影響を及ぼすことに成功した飲料である。

コカコーラのような、新しい味はもう無いのか？　世界中の飲料メーカーが考えているが、そんなことはない。これまで飲んだことのないとんでもない味はいくらでもある。人類の脳の記憶スペースはまだ空いている。問題は、どのような生理的な快感を付与するかと、ブランドを育てるためにどれだけ盛大にコマーシャル費用を長期間投下し続けられるかの二点である。

†行列の不思議

行列を待つのは苦痛である。特にせっかちな関西人は待つことを嫌う。

「並んでまで、たべたいとは思わない」

「ほかにもおいしい店いっぱいありまんがな」

行列のできるお店は東京にはごろごろあるが、大阪では少ない。京の着倒れ大阪の食い倒れと称される伝統的な食道楽の街である。大阪にはどこへいっても安くてうまい店がある。簡単に行列はできないらしい。東京の行列は「安くてうまい」と言うよりも能書きがグルメを興奮させる。

「盛りつけは息をのむ華やかさ、絶品のウォッシュチーズと女王陛下御用達《ごようたし》のスティルトン」

「話題のエジプト直送スイーツ。グラーシュとバスブーサがおすすめ」

高次の脳部位が刺激されはじめている。

理由はどうあれ、食べたい心に行列は待ったをかける。待つのは苦痛である。行列の長さから待ち時間も想像できる。どうしても食べたいという気持ちが、行列に加わる苦痛に耐えるものであるかというバランスが計られる。長い行列が角を曲がって一〇〇メートル・三時間待ちのラーメン店の列に加わることを決断するためには、それ以上の期待に燃えることが必要である。

「わたしは、人が待っていると楽しそうだから列に加わる」

待つことが楽しいという人も噂ではある程度存在するらしい。ここではひとまず除外する。

列に加わる決断の後押しをするのが事前情報である。

「あのときの店は地味な店だったけれど実に旨かった。あとでわかったのだけれど知る人ぞ知る今最も注目されているシェフの店だったのだ」

「先月号の月刊旨いレストランの表紙を飾った店だった。ブレイク寸前だって」

「東京で一番旨い山菜の天ぷらだって、その筋では評判らしい。修行中の料理人もこっそり味見に来るらしいよ」

「作家の山森空造が紀行文の中で絶賛していた宮城県の天然牡蠣《かき》の店」

そのようなリアリティーのある情報を滝のように流せば、きっと長い列に参加するヒトは増えるはずだ。味も大事だが情報もバカにできない。

食べたいという期待や切ない欲求は脳内のドーパミン神経が興奮しているからだ。ドーパミン神経は、目当ての食べ物が手に入ったら沈静化する。

「欲しい」

という心を表していると考えてもいい。欲しい気持ちと長い行列から予想される苦痛。

欲求が上回れば列に加わる決断ができる。行列を生むためには、お客の頭からドーパミンが溢れ出る条件を作ることが必要である。

前回食べておいしかった記憶は、欲しいという気持ちをさらに強化する。想像するだけでたまらなく欲しくなるところまで到達する。ここまで達すればもうやみつきである。期待感を発生する脳の部位は非常に敏感になっている。どんな長い行列でも飛び込める。

列を作っている間に、胃が収縮したり、お腹が鳴り出す。唾液もあふれ出しそうになる。期待感が高まって生理的信号が飛び交っている証拠である。無心の境地をイメージして気をそらそうとしてもお腹は鳴る。

旨いものにありついた瞬間に「旨い！」という感激を爆発させる。そのための準備が脳の中でどんどん進められている。期待感によって旨さの信号を伝える脳内物質遺伝子の発現が高まる。おいしいときの快感物質が作られる準備である。胃や腸などの消化器にもこれから始まる消化吸収の準備の命令が送られる。

まるで開店間際のレストランみたいなものだ。てんやわんやの騒動が胃腸の中で起こっている。そんな困難を乗り越えてやっと口にすることができた料理はまさにはじけるようにおいしい。爆発の準備ができ上がっているからだ。

「し・あ・わ・せって思う瞬間ですよね」

喜びはさらに次回も列に並ぶ意欲を高めることになる。ターゲットを意識してそれを待つときの切なさこそが、おいしさを何倍にも高める原動力である。空腹にまずいものなし。そんな効果も加わる。行列を作ることは、本当は最もおいしい食べ方なのかも知れない。

†グルメの威光

グルメや食通の言動は、おいしさの座標軸を作るのに貢献している。多くの人間が信頼を寄せている食通たちの判定は重みがある。ミシュランの三つ星など、絶対的な権威を誇るまでに認められているものも少なくない。評者への信頼が大切であることと、評価の基準が理解できて再現性があることも重要である。主観の中にも公平を尊ぶ客観性のようなものが必要なのである。いくら権威のある評価であっても、規準が揺れ始めたら、たちまち支持をうしなう。つねに評価そのものが検証されているのである。

これは、特にアメリカの評価法の特徴かも知れない。科学研究にたいする予算配分でも、研究成果を評価する人間が、下した評価について妥当性の評価を受けることが多い。二重評価のシステムが確立しているのである。このようにして、評価の客観性が補強されてゆく。

日本では、評価する者はしばしば絶対であることが要求される。突出した権威であるからこそ、それに従うことができる。自分よりも格下だと思っている人間に評価されたら腹が立つ。科学研究でもグルメでも評価者には功成り名遂げた老人が並ぶことになる。

異論が出ないほどの権威のある評価者であることが求められる。権威と見なされた人間の意見は重い。選ばれた食通がうまいと言えば、影響は大きい。例えば、食通で知られる大正の文豪山森空造の絶賛した「岡目軒のひょっとこうどん」などというのが絶対視される。名声をしたって訪れる観光客にも、有名な岡目軒のものであるから旨いという情報の圧力が重くのしかかる。

「山森空造って小説家ですか? 代表作は?」

架空の話だ。しかし、ちょっと本当に聞こえるほどありそうな話だろう。

雑誌のグルメ特集は、雑誌という一種の権威を使って読者をその気にさせるところが興味深い。かなり取材費をかけるところもあれば、学生の貧乏旅行並みのものもある。これでは難しい。行き当たりばったりで、通りすがりの地元のお姉さんに聞いただけの取材でも、

「記者も思わず唸《うな》った素材の素朴なおいしさ」

などと仰々しくコメントされるとそれらしく思えるから不思議である。

あるとき、見たことのあるタレントさんが京都の路地でテレビ取材をしていた。汚らし

い格好の撮影スタッフやいかにも軽いノリのディレクターさん。何をしているのかわからない背広のヒト。なんともうさん臭い。こんな集団に囲まれたら伝統の菓子屋も台なしだと感じた。後日、それらしい番組を新聞のテレビ欄で見つけた。ところが、画面の中は撮影時の怪しげな雰囲気などまったくない。うさん臭さもない。紹介されていた和菓子も本当に由緒正しくおいしそうに見えた。テレビの力は絶大である。

もう一つ不思議な地位を確立しているのが女子高校生である。東京の女子高校生を集めて、スナックやソフト飲料やお菓子のうまい・まずいを勝手にしゃべらせたら、不思議に納得せざるを得ないものになる。言いたい放題が一種の絶対的権威を感じさせる。情報網の真ん中にいることや、毎日コンビニに通って旺盛な好奇心でお菓子グルメしていると信頼（?）されているのだろう。

パンやケーキならば、これも東京か神戸辺の若い主婦あたりか。高級マンション住人がいい。有名店にせっせと通っていそうで、コメントの信頼感は充分。権威あるグルメ老人たちがスナック菓子や缶飲料を評論してもありがたみは少ない。そのジャンルなりの旬の権威が必要なのかも知れない。

†上海ガニのタッグ?　付いてりゃうまいのなら付けてあげよう

上海の秋の風物詩は上海ガニである。日本のズワイガニや毛ガニの旨さを知る人にとっては、肉質も味噌の旨さも飛び上がって驚くほどのものではない、何よりも大きさにもの足りない感じが残るが、上海人にとってはとびきり贅沢な食材である。コクを大事にする中華料理にとっても黄色い味噌はさまざまな料理に使われる特上の食材である。

最近では日本の池にも繁殖しているらしい。外来のモクズガニである。何かに紛《まぎ》れて密入国したのか。どっかの業者が中国のカニを放流した可能性もある。

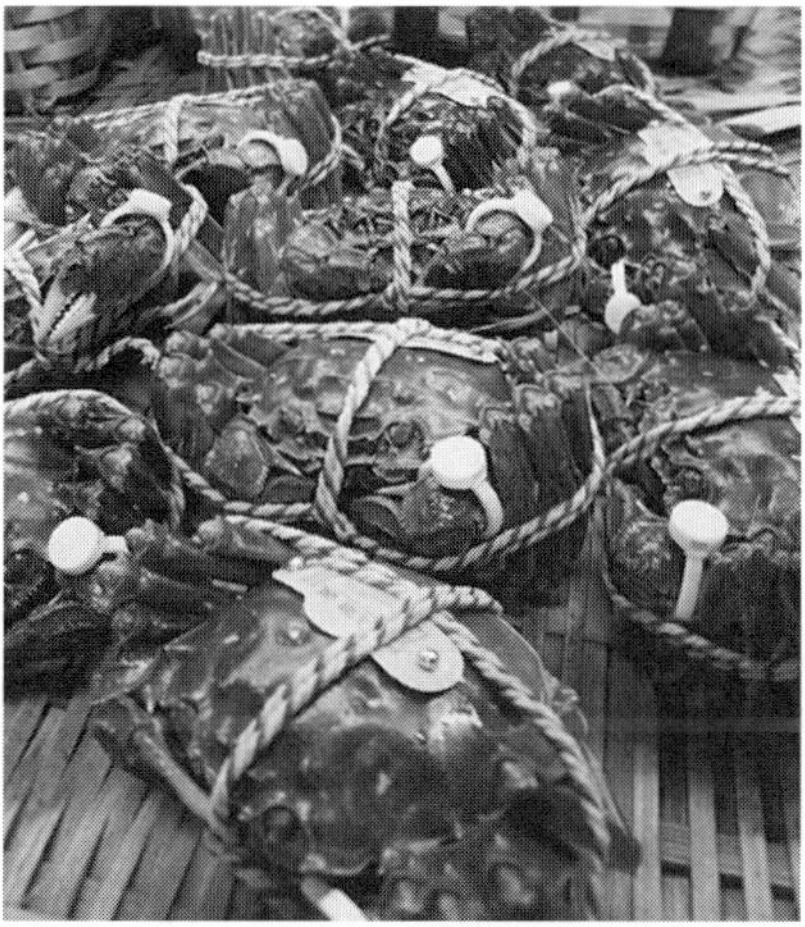
タッグ付き上海ガニ

「上海ガニなら悪くない話じゃあないの」

「上海に行かなくても食べられる」

おいしいかどうかの問題ではない。生態系を乱す生物として環境省が注意をうながす事態に発展しているようだ。

本場の上海ガニは陽澄湖が極上とされている。ブランドのカニである。近くの太湖で獲れたカニでは価値が下がる。当然産地の詐称が横行する。それとわかるように甲羅にレーザーの彫り物が入れられたりした。しかし、これはカニの寿命を縮めてしまう。そこで、ハサミに白いプラスチックの小さなタッグを付けることも考案された。日本の越前ガニも立派なタッグを着けている。

上海ではたちまちにしてタッグの偽物が製造された。当局の取り締まりもあるが、いたちごっこである。

「これが付いているとお客が喜ぶんでネ。太湖でも陽澄湖でもかわりゃあしないよ。タッグがうまいのなら付けてあげるよ」と業者も屈託がない。偽でも本物でも、価値はお客が決める。中国は買う側の自己責任の思想が伝統的に徹底している。

「タッグ付きがうまけりゃつけてあげる」

という感覚はそれほど不思議には聞こえない。

上海の市民には、「表示」はあまり重要な役割を演じてはいないようだ。そもそも、他の湖のカニでは味が明らかに落ちるのかわからない。そんな実感もできない曖昧なことを証明するための表示など、現実的でしたたかな人間揃いの上海では気休め程度にしか通じないようだ。しかし、日本からはるばるカニを食べに来る観光客にとっては陽澄湖の表示は重要である。この湖の産の保証がないとわざわざ食べに来る意味がないというこだわりの人もいる。味だけならば日本のモクズガニでも変わらないが表示は貴重だと言うことか。

情報がおいしさの主役となってしまう奇妙な現象である。

†情報重視は安全対策

なぜ人間は情報のおいしさに頼ろうとするのか。口や舌の感覚よりも情報が気になるのはなぜか。ひとことで言うと、食の安全対策である。口や鼻だけでは安心できない。責任ある機関の安全情報が一番安心できる。

「匂いも味も大丈夫そうなんだけど、ちょっと古いかも知れない……」

「大丈夫？」

「あれっ、消費期限が明後日になってるじゃないの。余裕で問題なし！」

「セーフね。安心した」

五感よりも日付情報が腐敗の有無を決定している。

大脳が発達して情報処理能力に優れる人間にとっては、表示のような情報による判断が最も納得しやすいのである。人間の大脳の発達と関係がある。

もしも、食物に毒性があったら重篤なダメージを被る怖れがある。口に入れたら大変である。猛毒ならば口に入れた瞬間にそれとわかることが多いが、うまくても食べてみないとわからないものもある。

毒があってもうまいのがフグ。食いしん坊は内臓まで食べたがる。多くのチャレンジャーが命を落としてきた。

「ちょっと、痺《しび》れるぐらいが、実は一番うまい」

本当か嘘か知らないが、そんなことを言うヒトもいるようだ。いきすぎたら命取り。加減は難しい。

昔も命がけだったらしい。

「あら何ともなや　きのふは過《すぎ》てふくと汁（芭蕉）」

ふくと汁とはフグ汁である。江戸時代にはフグ禁止令まで出た。食べてみるまでわからないのは恐ろしい。フグは食べたいがもっと安心して味わいたい。それには事前の確かな安全情報が必要である。

†情報のショートカット原理

有毒な食物は通常は食べて消化管に達してから毒性を発揮する。消化管の中で有害な微生物が増殖してからであることも多い。むかつきとか腹痛、下痢である。しかし、消化管の中に入ってから気づいたのでは遅い。

味覚で異常を見つければラッキーである。吐き出せば助かる。それよりももっと早い段階で危険を判断できるならばなおラッキー。それが匂いである。腐った匂いがすれば食べなければいい。うまそうな匂いならばＯＫである。できるだけ早い段階で危険を察知するのは、生命を守るためには重要な行動である。

動物は味覚を安全の手がかりとする近道を覚えた。酸っぱい味がすると腐っている可能性がある。苦い味ならば有害な異物が混ざっている。塩辛すぎるものは血液のバランスを崩す。喉も渇く。

味を見る前に動物は匂いを嗅ぐ。安全かどうかを判断しているのである。匂いで危険が察知できれば、口に入れる前に判断できるから安全性は高い。動物が食べ物を見つけたときに執拗にくんくん匂いをかぐのはそのためである。

ネコなどは目で見えているはずなのにわざわざ寄ってきて鼻を近づけて匂いを嗅ぐ。そしてなにやら納得している。色や形で理解するのではなくて、匂いで対象をより正確に理解しようとしているに違いない。

匂いの判断は味よりもかなり正確である。味覚の受容体は甘味やうま味ならば一種類ずつであるが、毒物に関係が深い苦味では三〇種類程度。かなり多いが、これですべての物質をカバーするのは無理がある。一方、匂いの受容体は人間でも数百種類。ネズミでは一〇〇〇種類に近い。

「すごい数なんですね」

多くの有害物の匂いを引っかける網を持っている。匂いの方が安全性のチェックに適しているのである。

動物はできるだけ先回りあるいは近道して安全を判断しようとする。食べてあとでわかっても手遅れだからである。匂いによる判断は味よりも有効な近道である。有害物の情報収集の最前線として鼻は好都合の位置にある。空気中に漏れてきた微量のガスを検出して判断するのであるから体内に入る危険が少ない。安全性が高い。そんな理由で嗅覚の情報収集機能が格段に発達したのであろう。

「私は、そんな必死になって匂いを嗅いだことはないけど」

「袋を破ってすぐに食べる」

そうなのである。人間は、実は匂いを嗅ぐよりも遥かに早い段階で安全を判断することができる。人間だけが持つ優れた能力である。

「超能力ですか。私にもあるんですよね」

「教えてくださいよ」

それを次に詳しく述べたい。

†事前の情報収集能力で安心を獲得

人間の獲得した超能力とはなにか。さまざまな情報処理能力である。先ほどのフグならば、フグの調理をする免許制度によって安全が保たれている。玄関にフグ調理師免許状が額に入れてある。これが安全を担保する。

「そんなのあったような気もしますけれど」

「まじまじと見たことはない」

免許証を読む人は少ない。人間は常に近道をするのである。免許証は額に入って高いところに飾ってある。それで皆が納得する。子供のお絵かきコンクールの賞状でもわかりはしない。

「それは、言い過ぎでしょうけど」

ともかく、信用が大事だ。免許を持つ板前が料理したという情報がフグを安心なものにしている。

余談だけど、フグの調理師免許は都道府県ごとに免許の基準が違う。東京は厳しいらしい。実務経験が必要で実技試験もある。東京の免許は全国で信頼されているという。なかには調理師の免許があれば、講習だけでフグの取り扱いの免許をくれる県もあるようだ。

「簡単なところで免許を取れたらラッキーですね」

「私の自動車免許は田舎で取ったから簡単だった」

フグのお手軽免許は他府県の業界では通用しないらしい。

日常生活でも、我々はお店やスーパーを信用して生活している。信用のおける店の店頭に並んでいたものを食べて死ぬことはない。

「当然だと思いますけど」

そういう前提で私たちは買い物をしている。消費期限や賞味期限、あるいは製造年月日によって古いか新しいかも判断できる。最近話題になっているトレーサビリティー（履歴管理）は、食品の履歴を知る手段として安心に貢献する可能性がある。

店頭価格が極端に割引かれていれば、これは何かあると疑うこともある。消費期限表示などで安全性を再確認するのも情報の利用である。

農水省のＪＡＳマークは、食品が規格に準拠していることを保証している。これも安心情報である。原産国表示は抜け道も多いので百パーセントは信用されていないが、安心できない国の名前が書かれていたら敬遠することもできる。

「日本人には信用が第一ですからね」

そういう文化によって安全を確保してきたとも言える。信用というのは安心の結晶みたいなものだ。このように、私たちは食品を購入する前に膨大な量の情報を参考にしているのである。それらはすべて、危険なものを不用意に摂取しないことに役立っている。

このような生活に慣れ親しんだ人間は食物を口に入れる時点で、絶対とも言える安心感を持っている。

「絶対的な安心感ですか」

今たべたもので死ぬ危険性が十に一つというような物騒なものを食べることは決してない。

「それは怖ろしいですね。万に一つでも死ぬ可能性があれば食べないです」

事前情報は、ほぼ完全に安全を保証している。これが崩れると何もおいしくなくなる。現代人にとって安全のおいしさを与えてくれる情報は「食品表示」である。表示が最もおいしいということになる。

†カラシ入りシュークリーム

人間は情報処理という超能力を備えている。そんな人間も野生動物の食べ方をする場合がある。充分な情報が得られないとき。あるいは、手持ちの情報レベルでは解決できない不安な材料がある場合などである。

「どんな場合ですか、それは」

人間がいかに情報に依存して食べているかを知る簡単な実験がある。目の前にシュークリームを五個ならべる。おいしそうなものがいい。そして、

「一つだけカラシを入れたぜ！」

と宣言する。実際にカラシを入れる必要はない。万一選んだものが涙を流すほど辛かったらあとがやっかいである。あなたがオオカミ少年と思われてなければ、カラシ混入を宣言するだけで周りは信じる。

一つだけカラシが入っているという宣言は、食べる側の安全情報と安心感を決定的に破壊する。当たる確率は五分の一。カラシは嫌だ。

「額まで赤くなって我慢する姿を笑われるのはもっと嫌です」

シュークリームは製造者や価格やおいしさまですべて明らかである。普通なら安全だ。しかし、「カラシ情報」が加わることによって事態は一変した。せっかくのシュークリームもおいしそうではなくなってしまう。恐怖感さえ生まれる。

シュークリームを食べる羽目になった人は、しばらくは抵抗するだろう。観念したあとでは、まず、形の異変を捜すに違いない。そんなことでは怪しいシュークリームを特定できない。次に匂いをかぐ。

『変な匂いがするはずよね』

カラシならば匂いの痕跡があるはずだ。しかし、皮肉にも焼きたての香ばしさに消されてしまってわからない。

『あー、もう、わからない』

そこで、根拠はないが、安全そうなやつを選んで、ともかく少し食べてみる。

『しめた、辛くない』

しかし、端のほうが辛くないだけでは安心できない。さらにもう少し食べてみる。

『これもセーフ』

当たらなかったかも知れないと喜びつつ、もう少し思い切って食べてみる。

『今度も大丈夫』

『ラッキー、選んだものは大丈夫だった』

OKと踏んだ被験者は、はじめてがぶりと食いつけるのである。ずいぶん手間が掛かってしまった。冷や汗も出ている。

シュークリームの匂いをかぎ、おそるおそる端をかじる被験者の姿は、失礼ながら野生動物の食べ方といっしょである。野生動物に安全情報はほとんどない。いつも、初めての餌を目の前にして、警戒しながらこのような食べ方を繰り返しているのである。

「野生動物ってかわいそう」

「食の楽しみはないのですか」

　頼れるのは自分の鼻と舌だけである。異常がないかぴりぴりしなければならない。人間でも情報が不足したり、安全という確信が持てない場合には、野生動物と全く同じ食べ方にならざるを得ない。

　情報は私たちの食生活の中で欠かせないおいしさの基礎であると言える。

†異物混入や病原菌が生むパニック

　異物混入が頻繁に報道された時期があった。O－157の恐怖が全国を覆った時期もあった。当たり前のように思われていた食品の安全が危うくなった。刺身を食べると感染するかも知れないなどという噂が飛び交った。仕出し弁当から生の魚が消えたこともあった。カイワレ大根が疑われた。小学校の給食は今でも生野菜を使わないところが多い。それほど深刻な傷跡を残している。

　安心がないと食べるほうも冷や汗である。その後も鳥インフルエンザやノロウィルス、毒茸に変身したスギヒラタケなど不安の種はつきない。

　日常は気にもかけなかった安全情報がいったん崩れると人間はパニックになる。疑えばすべてがおいしくない。一部の感染や不都合であっても、どれもが汚染されているような気持ち悪さを感じてしまう。不意をつかれた脳の過剰反応である。

「一体何を食べればいいのかわかりません。政府は何をしているんでしょうか」

街頭インタビューのマイクにくってかかる人も現れる。

このようなときに生産者の恐れる風評被害が発生しやすい。無条件に安全を信じている食事の安全基盤が崩壊するためである。無条件に安全という概念がどれほどもろいものであるかがわかる。無条件信仰は、針の先ほどの不具合でもパニックを誘う。

「だって、皆が不安がっているから」

「テレビで、絶対安全という証拠は必ずしもないと言う人がいた」

安全の仕組みはややこしい。個人個人で論理的な判断ができるほど細部を理解する人は少ない。もちろん情報や判断の仕組みは公開されている。ネット情報でも充分である。理解に努めるよりも先に騒ぎ出すのは賢明ではない。

「いや、毒物の含量や一般的な摂取量から見ると俺は危険だとは思わない」

「日本では未承認だけど、海外では使われている。これは、毒性と言うよりも法手続の問題だ」

残念ながらそんな冷静な人は常に少数派である。大新聞までが、「問題の香料に違法に含まれていたアセトアルデヒドには発ガン性が……」などと解説する。定量的な判断が欠けている。アセトアルデヒドはアルコールの酸化でも生じる。匂いのレベルで発ガンするくらいならば、日本中の酔っぱらいはみんな発ガンするゾ。深夜の駅のトイレは酔客の小便のアセトアルデヒド臭がする。あれにも発ガン性があるのか？

現実的な量の問題を含めた細かい議論以前にパニックになっている。

「危険なものは絶対に出荷されていない」

というゼッタイ要求が横行する。これに納得してもらえるほどの処置をしなければ不安は消えない。

「確率的には一〇万人に一人以下です。安全です」

慰めにはならない。現実には無視できることを表す数字であっても、パニックだから受け入れられるはずがない。一〇万人に一人の当選確率でも宝くじを買う心理と近いと言ったら不謹慎であろうか。あるいは、一〇万の穴のリボルバーに一発だけ弾を入れた銃を使ったロシアンルーレット大会。そんなものに誰が喜んで参加しようか。

一〇万回に一回の危険性を無視させてくれるのは、不安を大きく上回る的中の際の報酬の喜びがある場合に限る。食べ物は絶対安全が建前になっている限り、残念ながら確率の説明は通用しにくい。一方、私は、米国産の牛肉を使用した牛丼の再開を国民の多くが期待していると思っている。ＢＳＥに自分が関わる確率の低さと牛丼のやみつきになるおいしさとの天秤が「許す」に振れているように思う。

我々の頭は無意識に確率と欲求の値を計算しているのかも知れない。食品の安全は、そのメリットの大きさを含めて考えねばならないようだ。消費者にメリットのない新しい技術は、たとえどんなに科学的に安全性が説明されても買う気にならない。しかし、価格が半分とかおいしさが三倍となると話は別である。遺伝子組み換え作物の不評はそこの力学を誤ったことも一因なのではないかと思う。

†賞味期限や消費期限の重要性

消費期限や賞味期限を絶対視する風潮は、安全情報のおいしさと裏腹の関係にある。安全が完璧に保証されない限り怖くてなにも食べられない生活になってしまったのである。

消費期限は比較的短い期間しか鮮度が保てない食品に付けられるもので、消費期限を過ぎたものは少し注意して食べねばならない。この期限を過ぎたら必ず腐るというものでは決してない。指示通りに保存されていれば、この期間内ならまず安全という保証である。

表示依存に陥った人は、これを過ぎると、先ほどの野生動物の食べ方をしなくてはならなくなる。いや、そのような神経質な人は躊躇なく捨ててしまうであろう。毎日のように食べ慣れている人のなかには自分の感覚で判断できる人もあるだろう。しかし情報に依存しすぎている現代人のなかではそのような能力を維持している人は多くない。

賞味期限の場合はむしろ滑稽でさえある。そもそも賞味期限というのは、その日を過ぎたら食べられませんと言うものではない。正しく保存されておれば、その期限までは風味も何も問題なく食べられますという目安だ。いわば、食べ頃の期間を表している。

「食べ頃というのはちょっと言いすぎではないですか」

この頃までが食べ頃という目安ならどうだ。腐るまでにはかなりの余裕を持たせた期間設定になっているから、賞味期限が過ぎたと言って大騒ぎするようなものではない。腐りにくい物でも風味が変化する可能性があれば、おいしく食べられる賞味期限が設定されている。これなどは、食べ頃を表しているとも言える。

ところが、情報しか信じられない情報依存人間は期限に過敏である。賞味期限とはいえ具体的に設定された期間を過ぎることは不安である。許せない。

「期限と言われると緊張する」

「それが過ぎたらダメだって言われているように聞こえる」

「日本のお役所の窓口なんか、期限が過ぎたら突き返されますからね」

期限が過ぎてもどう見ても悪くなっていないはずのない物もある。かつての主婦の知恵や常識があれば問題はない。気になるならば加熱する料理に使えばいい。しかし、最近の多くの主婦は賞味期限が迫っているだけで気分が良くないらしい。支払期限や納税期限のように嫌っている。期限という語感が愉快でない。

賞味期限を過ぎているのを食べたあとで発見したなら顔面蒼白。赤玉か正露丸でも飲まなければと思ってしまう。五感が鈍くなって頼れるのは情報だけという生き方の危うさを表している。情報はあるが知恵が無くなってしまっている。

知恵が無くなっていることに不安を感じている人々は多い。そんなヒトは情報をもっと詳細に欲しいと叫ぶ。

「正確な情報なしで、どうして安心しろというの」

安全な食生活を送るためには詳細な情報が必要であるという。情報ばかり集めて、実体を見ようとしない。いったん情報に依存するようになって、自分の五感で判断する基準を失ってしまった人にとっては、自分の動物としての欠陥を補うのは情報だけしかない。政府はこれで完全に国民をコントロールすることができるかも知れない。しかし、できればこんな感性力を失った人間を増やしたくないと筆者は思う。

†現代人は脳の意図を誤解している

安全情報に依存するのは現代人に限ったことではない。実は霊長類なども人間と同じ程度に脳が発達している。おいしさや安全の判断に脳が積極的に情報を取り入れる構造が出来上がっているという。動物の舌は食べ物を分析してバラバラにした味覚や食感の信号を脳に伝える。脳で再構成され、何を食べているかが理解される。さらに、過去の食体験と照らし合わせて現在食べているものの価値が判断される。人間やサルではここに情報が合流する。

「サルでもおなじなのですか」

正確に言えば、サルでそのような脳の構造が明らかになったので人間も同じだと思われている。ネズミではそのような高次の情報の合流は明らかではない。人間の場合はCMや風評・価格、そして表示の内容も情報に含まれる。ネズミにはCMは通用しないが、チンパンジーなら有効かも知れないのだ。

脳は、生きてゆく戦略として最大限の情報を集める。これを味覚信号と統合した上で価値を判断しようとしている。多面的な情報を駆使するしたたかな戦略である。これによって危険な物を口にするリスクは小さくなる。情報を利用するのは安全のための脳の高等な戦略なのである。多くの情報を処理するために人間やサルの脳は大きく発達したとも言える。

一方、脳に忠実な人間は、いつしか情報ばかりを重視してしまう。五感で得た情報と表示などの情報をすりあわす。それを脳が期待していたはずである。しかし、多くの人間は経験や感性の必要な感覚情報を軽視しはじめた。そして表示などの論理的な情報に大きく依存するようになったのである。ここまで偏ってしまうと、安易であるという言い方ができるのではないか。動物としての五感を捨てすぎた人間はみっともないと私は思う。

最近、子供に食に対するリアリティーがないと感じることが多い。五感を働かせて食に対峙《たいじ》するという姿勢がないのである。コマーシャルや包装や、人の噂やマスコミの調査によるランキングなどの氾濫する情報がリアルな感覚を鈍くしているとしか思えない。

†栄養機能情報

厚生労働省が認可する特定保健用食品。いわゆるトクホ。バンザイマークの表示に代表されるように、食品の機能は商品を選ぶための重要な情報になっている。いままでは、同じ食品なら機能表示のある方を買う人が圧倒的に多い。

特定保健用食品は、安全性はもちろん、機能についても人間を使った厳密な実験で表示

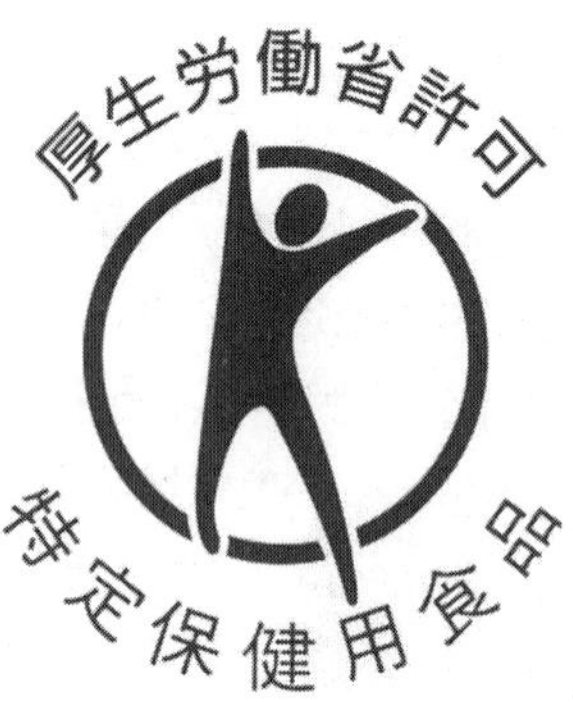

いわゆる「トクホ」マーク

通りの有効性があることが認められているものである。薬品ほどではないにしても、巨額の費用をかけて有効性の試験をしなくてはならない。時間もかかる。しかし、有効性が確認されたという情報には大きな価値がある。

「お昼のテレビや深夜のお買い物番組じゃあ、皆が好きなこと言ってますよ」

トクホなどの審査を受けて許可を受けた以外は食品には機能を謳《うた》ってはいけないと定められている。薬事法に違反する。しかし、巷では「あれに効くこれに効く」と食品の効用の情報は過剰なまでに氾濫している。無許可で商品に表示したら違反である。すれすれの表現で規制の網をかいくぐろうとしている食品も少なくない。なかには違法を承知で広告し、短期間で売り逃げる確信犯もいるようだ。

近年、特定保健用食品のような認可された効能表現を食品メーカーがこぞって競いだした。

「早くトクホを取得してくださいよ」

営業担当は開発担当に迫る。やはり、売れるからである。むかしは認可された食品でも薬局の片隅に地味におかれていたが、今では商品棚に横断幕が張られるほどの勢いである。トクホは有効性の保証のみならず、最も重要なキャッチコピーとなった。効能情報を多くの国民が求めていたことは間違いがないようだ。

野菜や果実あるいは茸《きのこ》や栄養素成分なども情報の波に翻弄されている。テレビで取りあげられたら店頭から消えるほど売れる。放送の内容はあらかじめ知ることができるから、取りあげられる話題に対応して商品の仕入れを増やすなどはもう常識らしい。

†健康を近道したい!

安全の近道として現代人は安全表示情報を求める。現代人は表示で安全を得ることに成功した。次は表示で健康が得たい。食品機能の興隆も安全を求める心と根は同じである。健康を実感するのには時間がかかる。徐々に健康になっていくなら実感できないかも知れない。

情報に依存する現代人が、五感を失いつつあると先に述べた。健康を実感する感覚も鈍いに違いない。現代人にとっての不健康とは何か。血圧の数字が高いことである。血中尿酸値や空腹時血糖の数字が高いことも気になる。

「尿酸値が八を越えました。私はもう痛風直前です」

ＧＯＴやＧＰＴの数値が高い人は肝臓の不健康である。いわゆる悪玉コレステロールも気になる。ガンのマーカー物質レベルが上昇したら大騒ぎである。

しかし、実際はどれもあまり感覚として実感できるものではない。数字である。人間は数字で健康・不健康の先回りや近道をしている。自分の身体が健康かあるいはそうでないかはよくわからない。頼りになるのは血液の生化学値である。これが他人の平均値を外れると不健康と自覚できる。不安になり、身体をいとうようになる。予防と一般には言われているが、情報による不健康感の先回りである。大病を未然に防ぐという意味で非常に有効である。しかし、この数値に強く依存するあまり、現代人は自分の体の具合よりも数値が気になりだしている。

そんな脳の先回り・近道志向の影響が健康食品ブームに現れている。健康になりそうな情報が健康の代わりに重要視されてしまっているのである。体にいいとうわさのある食品を食べることで血糖値や血圧、あるいは血液生化学の数値を改善しようとしている。健康はいまや血液生化学の数字と健康機能表示との間での戦闘状態を呈してきている。コレステロール値を下げるために健康飲料を捜す。肝心の身体の持ち主の方は、相変わらず飲み歩いて肥満してグルメを続けている。人間の脳は情報をどんどん一人歩きさせている。

†口で確かめる動物と、情報で推測する人間

上海人は自己責任で買い物をすると述べた。だますやつも悪いが、だまされるやつにも責任がある。自分自身でしっかり見分けねばならない。業者の情報なんてアテにできない。

これに比べると、日本の商習慣の中では情報は信頼度が高い。信頼できる間柄でしか取り引きしてこなかったとも言える。情報の誤りは許されない。まして、偽れば詐欺行為として摘発される。ある程度の安心感があることもあって、一般の人は食品の情報に強く依存している。日本の消費者の多くは、食品の表示などの情報が無ければ安全かどうかもわからない。おいしく食事もできないほどである。

一方、動物は、食に関わる外部情報をほとんど持たない。嗅覚や味覚を総動員しなくてはならない。これはすでに述べたとおりである。両者の差は大きい。動物は味や風味から食物らしきものに毒性が無いことを確かめる。

一般に苦いものや酸っぱいものは毒物である場合が多い。植物のアルカロイドは毒性を持つが非常に苦い。タンニンなどのポリフェノールも消化吸収を阻害するものとしてまずい味がする。腐敗していれば酸っぱい味がする。果物が未熟なうちはやはり酸っぱい。苦味や酸っぱさが強ければ動物は忌避する。ラットなどは、苦味と酸味の区別もあまりない

ようだ。苦味も酸味もともに避けるべき味だからどっちでもかまわない。まとめて嫌いというわけである。

一方、自分に役立つ栄養素に対しても動物の味覚・嗅覚は鋭敏である。甘い味がすれば糖分が豊富で血糖やエネルギーになる。適度な塩辛さはナトリウムをはじめ電解質のバランスを教えてくれる。脂肪のおいしさがあれば高カロリーである。うま味があればアミノ酸やタンパク質が豊富で、核酸のおいしさもそれを裏付けてくれる。動物は、味覚と嗅覚で自分にとっての毒性や栄養価を判断できるのである。皮肉にも情報を理解するという極めて高度な知能を持つ人間は、味がよくわからない。

現代人には、生きるか死ぬか、毒性を必死に吟味しながら食べる機会はほとんどない。栄養学の知識は全国民に拡がり、いまやニッポン全国が栄養学者状態である。さらに、食品表示が徹底されることによって、すべてが袋に書かれている。人間は食物の栄養価を自分の舌で解析する切実な必要性がなくなった。栄養学の発達によって極端な栄養素の不足もない。特定の栄養素が足りなくても、栄養素バランスの良い食材はいくらでも手にはいる。適当に食べればオーケーである。おまけにサプリメントもある。食べるものが生死を分けるという切実感が全くないのである。健康状態も数字が示してくれる。これを改善する機能も食品の袋に書いてある。

†切実感がなくなって新たな楽しみの文化が生まれた

動物のように味覚嗅覚が生死を分けることがない。切実感がなくなって人間の食生活は野生動物とは一変した。味覚や嗅覚は安全の探索ではなくて、もっぱら楽しみのためのおいしさの解析に使われている。安全を前提とした新たな食文化が誕生したと言って良い。

このような変化は食事だけではない。生殖行動、いわゆるセックスの行動もよく似ている。動物としての生理から人間の快感に変質してきた。そして、それに対応する文化がまさに爛熟している。本来の生理を制御しようとする点で、避妊とダイエットは類似点がある。

†危険な味の楽しみ

表示などの情報によって安全が保証された。その後に人間が取った行動は実に興味深い。人間は、有害なはずの味覚を楽しみだしたのである。苦味や酸味、辛味などは本来動物が毒性の信号として忌避してきた。そんな危険な味を人間は好んで食べるようになったのである。

もちろん、体の大きな動物が満足に栄養素を獲得するためには、多種類の食材を口にしなければならないという必然性はあった。しかし、現代人にはそれは必ずしも当たらない部分がある。現代人は、安全であるという情報を利用して、わざと、危険な味のスリルを楽しんでいるとしか思えない。

「危険な味というと、やはり激辛」

「あれはすごい」

「舌が痺れるようなものを平気で食べる人がいる」

トウガラシの辛さは痛覚である。温度や酸を受容する温度受容体がカプサイシンという辛味成分にも反応するところから生まれる刺激応答である。目に入れば痛いが口の中だと辛い味になる。辛味や痛みは動物に注意をうながし行動を規制するための本能に直結する感覚と言える。痛ければ止める。脳は猛獣遣いなのである。

ところが、人間は、あえて痛みを楽しむために唐辛子を食べている。カレーの専門店などでは、とても常人が食べられない量の唐辛子を含むカレーライスが平気で食べられている。

「激辛二〇倍カレー、これはやみつきになるらしいのです」

実験動物に食べさせることは難しい。

唐辛子の辛さは明らかに危険を警告する痛覚の信号である。これにやみつきになっている人は多い。ハバネロというよりによってカプサイシン含量がとびきり高い唐辛子がもてはやされたりする。辛さは尋常ではない。超危険な信号の筈だったのが、激辛は人を魅了する響きに変わっている。新しい文化が誕生したと言うしかない。

「ビールのような苦いものを大人は好みますね」

「子供の頃はまずかった」

ビールや薬草酒の苦味、タケノコや山菜のえぐ味などは、本来動物が好まない味覚である。実際はビール程度の軽い苦味なら動物が忌避することはないと言われている。

「ほろ苦さこそが最高の味わいです」

苦さこそ成熟した大人の最も好ましい味わいであると言う人も現れる。あきらかに動物としての本来の味覚の意義を越えた奇妙な嗜好である。ビールは苦い。苦味を検出する舌の機能は動物としてまっとうである。しかし、そんな苦味の警告信号は、人間ではビールを楽しむための味覚信号として使われる。苦くても絶対安全と理解しているから危険を感じないのである。

「納豆が苦手です、あれは腐っている」

「子供の頃から好きだったから平気だけど」

「よく考えると、ヘンな食品だね」

納豆は人によっては腐っていると感じるだろう。これを好む人にとっては、欠かせない味覚である。食品が糸を引いていたら大騒ぎだ。あわててゴミ箱に直行である。でも納豆は許される。糸引きをことさら強調するCMもある。腐ってはいない、安全だという確証があるから納豆のおいしさが生まれる。果実の王様ドリアンはこれも難儀な匂いがする。しかし、腐敗臭のような匂いにやみつきになる。

納豆はそれでも食品らしいが、塩辛などは外国人にとっては腐敗以外の何物でもないだろう。外国人にこれを勧めるのは悪意でしかない。しかし、熱いご飯に乗っけるとうまい。日本酒にも合う。安全情報のおかげである。

ナマコはそれだけでも気味悪いものであるが、ご丁寧に内臓を取り出して竹の筒に入れた珍味がある。有名なこのわたである。酒の肴《さかな》には最高の味覚である。好きな人は非常に好きだが、かなりの人が拒否反応を示す。訳のわからない生物の内臓である。しかし、昔から食べられている珍味という情報が酒飲みに安心を与えてくれる。

このように言い出すと、全国にあるいわゆる「げてもの」の類は、それは安全だという確証を持っている地元民ぐらいしか食べられないものが多い。その中には非常に美味だと愛好者が口を揃える珍味もある。安全情報に根ざした食文化である。人間は情報を利用して、腐敗と言うべきものまで食文化の中に取り込むことに成功した。しかも、旨いものが多い。味覚や嗅覚の本来の役割以外のところに楽しみの文化が生まれたのである。

†ネズミの生理、人間の文化

野生動物は食に関わる外部情報をあまり持たない。そのため味覚嗅覚を介して生命維持に重要な栄養素の選別を鋭く行う能力を研ぎ澄ましている。食物は一旦舌で味覚の要素に分解されてから脳に伝えられる。ばらばらの要素に分解された味覚信号をもとに脳は栄養素の質や濃度を推定する。

身体のタンパク質はアミノ酸から作られるが、いくつかのアミノ酸を人間は合成できない。

「それは、大変ですね。人間はどうしているんですか」

植物や動物を食べることによって獲得できる。いわゆる必須アミノ酸である。必須アミノ酸がいくつか欠損しているようなタンパク質もある。

「そんなタンパク質ばっかり食べたら大変ですね」

「必要なアミノ酸が欠乏してしまう」

必須アミノ酸を欠いたタンパク質は、動物の成長にとって十分なタンパク質とは言えない。例えばトウモロコシのタンパク質であるゼインにはトリプトファンやリジンが含まれない。必須アミノ酸を欠いている。これだけをタンパク源とした餌を作って与えると、実験動物はあまり食べてくれない。アミノ酸バランスが良くない餌であることがわかるのである。

「ネズミは賢いですね」

「どうしてそんなことがわかるんでしょうね」

一日目はわからないこともあるが、二日目になったらはっきり異常を感じる。餌の摂取量が減る。バランスの悪い餌を食べるよりも食べない方がましだという判断である。ラットでは、不足しているアミノ酸を選択的に摂取する能力さえある。餌の中にロイシンが不足していればロイシンを含む溶液を積極的に飲む行動をする。

「動物ってすごい」

「習ってもいないのにどうして」

教えなくても身体でわかる。必須アミノ酸欠損食を与えられて不快な体調の時、これを緩和してくれるアミノ酸があれば、忠実にそれを食べるのであろう。敏感な感覚を使ってまじめに食べている、そう感心する。

「人間ではそんな五感の復活は無理なんでしょうか」

極限にまで追い込まれたら鋭い感覚が復活する可能性は残されていると信じたい。そんな状況には追い込まれたくないが。

実験動物を肥満させることは難しい。摂取した栄養素が必要量を満たしたと判断するとそれ以上過剰に食べ続けることをしない。動物が慎み深いというわけではない。その理由の一つとして、過剰な栄養素を摂取することは生命維持にとって必ずしも得策とは限らないことがある。余計なタンパク質を摂取してしまったら糖や脂肪に変換して貯蔵するが、分解途中で生じるアンモニアは腎臓でエネルギーを使って処分しなくてはならない。現代社会の廃棄物の問題とよく似ている。

糖や脂肪を摂りすぎたら肥満するだろう。もしそうなれば敵に襲われるあるいは獲物を襲えない事態に陥る。通常はエネルギーが充足すると満腹システムが働いて食べ続けることはない。

第二の理由として、生物はDNAの維持のための戦略として個体が生き延びることと、集団が生き延びることの両方を意図している。個体が必要以上に極端に食べ過ぎることは集団の生存にとって不都合である。そんな自己規制が遺伝的に出来上がっているのかも知れない。いずれにせよ、野生動物の多くは生命維持のための戦略に沿って緊張しながら食べているのである。

こんな鋭い感覚を普通の人間に期待することは難しいと思う。平気で栄養バランスの良くないタンパク質を食べる。他にもいろいろ食べるから障害が起きにくいこともある。人間は、エネルギーが充足してもなかなか食べ止めない。食べ過ぎてしまう。満足感の作動が鈍いとも言える。だから太りやすい。しかし、これは人間の機能のせいだけではない。調理や料理の歴史は、動物としての正常な満足感をうち破るための魅力的な味付けに腐心してきた。食の文化が人間の生理的な制御を凌駕したと言うこともできる。

現代人の味覚や食行動は、生命を維持するための緊張感からはほど遠いものである。緊張感なしで食事ができることは、情報を使うという高度な技を手に入れた報酬であるのかも知れない。また、食の楽しみというのも安心感の上で成り立っている。そのかわりに、人間の味覚や嗅覚は生死をかけた真剣な吟味という機会を失い、動物に比べると著しく鈍いものになってきていることも事実である。

†現代人はうまいものに目がない

現代人は貪欲である。うまい食事を楽しむことに必死になり始めている。書店に行けばグルメ雑誌は山積されている。

「グルメブームで売れ筋ですからね」

経済成長のおかげで、円の価値が上がり、安い食材を自由に輸入できる時勢もグルメの増殖に拍車をかけている。

若い人たちの間にも先鋭的なグルメブームは急速に浸透している。パンやケーキのお店の数がそれを物語る。パンなどどれも同じだとおじさんたちは思うがそうではない。ネットや巷には数え切れないほどのパンがある。

「ベーグルだけでもガイドブックが何冊も書ける」

「パンだけを目当てに遠くまでお出かけ」

「新しい店がオープンしたら遠くでも味を見に出かけるのが楽しみ」

そんな女性は珍しくない。ケーキやパンはその種類や味のバリエーションが一つの文化になりつつある。

女性に限らず、男性も例えば蕎麦やラーメンの麵やつゆにはうるさい人が多い。

「全国有名店制覇、辛口採点記録をＨＰで作成中」

「麵一筋、麵にはうるさい私です」

アイデンティティーの一つにさえ使われている。

動物の生きてゆくために研ぎ澄まされた神経とはゼンゼン違ったところで神経が研がれている。前にも言ったがラットは酸味と苦味が人間ほどは明確には区別できない。どちらも忌避すべき味だからまとめて嫌いになっている。人間は酸味や苦味さえおいしさに取り込むために味覚を発達させてきた。動物よりも優れている。

ラットは一般にうま味がよくわからない。小型のマウスではアミノ酸の味やうま味に敏感な系統もある。日本人はうま味に非常に敏感である。食環境に鍛えられている。これも、おいしさを求める行動から派生した感覚の鋭さと言える。

†動物もビールや清酒を選ぶけれど

ワインや清酒、あるいは焼酎やビールなどにも現代人は鋭い舌や鼻を持っている。口に含んだだけで銘柄を当てる人さえいる。カレールーの銘柄を当てる人を見て驚いたことがある。メーカーと銘柄を完璧に言い当てる。二つの銘柄を混ぜてもそれを言い当てられるという。

ラットを用いた我々の実験では、彼らは例えば清酒やビールをほぼ完璧に飲み分けることができる。

「うそー、ネズミは私よりも酒がわかるなんて」

各社のビールや清酒を並べると、それなりに再現性の高い摂取パターンが得られる。どのラットも好きな方をたくさん飲むからである。二種のビールを並べるとラットの好みはどちらかに収束する。同じことを二日三日と繰り返すとこの違いはさらに鮮明になる。ラットの選択がぶれることはない。確固とした規準があるように見える。二種類の清酒同士でも好き嫌いが明らかになる。吟醸酒どうしや本醸造どうしでもラットに飲まれるものとそうでないものがあるのは事実である。

しかし動物は人間と同じ旨さを求めているのではないように思われる。むしろ、生きてゆくために有利な内容の飲料を好ましいとして選択する。栄養素の量とか、カロリーとか、雑味の少なさなどである。どちらかを選ばせる実験をすると、お茶でも何でもラットは一応の結果を出す。しかし、何を規準で選んでいるのかがわからない。したがって人間の好みとは同じではない。

我々の実験では、ラットが選ぶビールの銘柄と、人間が極限近くまで大量に飲んだときにまだおいしく飲めるビールの銘柄とがほぼ完全に一致した。ビールを大量に身体で飲むならば、ラットに聞けばおいしいのを知っている。

人間もラットもどちらもビールや清酒にうるさいが、味わう目的が異なるから、重点の置き方も異なる。したがって、人間とラットでは好きな銘柄は必ずしも同じではない。

「清酒ならどんな銘柄を好むんですか。ラットは」

さらりと喉の通りのいい比較的甘口の酒を好むようだけど、銘柄は秘密である。

†ホッとひと安心――このときの食べ物はうまい

現代はストレスの多い社会である。ストレスの種は尽きない。一方、緊張に満ちた契約交渉が山を越え、確実な見通しが立ってきたときの喜びと解放感。あるいは準備を重ねた社内プレゼンテーションが期待通りに評価された喜び。子供が入学試験に合格した日の安堵の夜。そんな時に食べたもののおいしさは格別である。ビールもうまい。こみ上げる喜びは食を一層おいしくしてくれる。ストレスから解放された喜びは現代人のつかの間の幸せでもある。

戦いはストレスである。緊張するスポーツ競技も同じ。動物にとっては戦うか逃げるかである。脳は戦いにむけて体中の代謝を戦闘モードに切り替える。危機と判断した脳が交感神経を刺激する。副腎皮質からアドレナリンが盛んに放出される。教科書に書かれているとおりの、視床下部から脳下垂体さらに副腎皮質というストレスの主要な伝達・応答経路である。

危機を感じて脳は戦闘モードを指令する。急な動きに対応するために心拍が高まる。血液が身体を駆けめぐり、酸素は充分供給される。脳や筋肉がテンションを高める。極度に緊張すると痛みさえ感じなくなる。迫り来る危機に対する備えが完成されてゆく。ボクサーや空手の選手に聞くと、試合中は相手の拳が顔面に当たっても痛くはないらしい。

「しまった、ポイントをとられた」

という程度である。興奮しているときには痛くない。むしろ後でゆっくり痛くなる。戦闘モードの神経系は身体の隅々まで制御する。

手強い相手との契約交渉などでも、肉体的な戦いではないが、脳は戦いモードに入っている。緊張の局面では心拍も血圧も上昇する。かーっと顔が熱くなることもある。エネルギーの多くはすぐに利用できる糖質を燃料としている。血液中の糖分はもちろん、肝臓に蓄えられていたグリコーゲンが交感神経の直接作用や続くアドレナリンの作用で切り出されて糖に変わる。これがとっさの燃料を補給する。

こんな時に何かを食べても身体が受け付けない。食物を消化吸収する内臓の活動は、脳によって一時休止を命じられている。食べている場合ではない。無理に食べても下痢してしまう。早く体外に出すための大腸の行動でもある。

ストレスが強いと酒を飲んでも緊張して酔えない。胃から酒が出てゆかない。ビールならば腹に溜まる。消化管は正直である。

当然、何を食べてもおいしくない。戦闘モード中は、何を食べたかさえも後で思い出せないこともある。味覚も嗅覚も正常に働いている。味は感じられるのであるがおいしさや幸福感などに繋がらない。

かつて、テレビの生放送中に、スタジオで鍋物を食べたことがある。番組で紹介する農業のグループの提供で、取れたての野菜や魚介が使われていた。オン・エア中だから、カメラの向こうにはスタッフの人たちが注視している。異様な雰囲気である。共演者の皆さんはプロなので落ち着いているように見えるが、こちらは足が震えそうになっている。心拍数は一五〇くらいありそうであった。戦闘、いや敗戦モードである。

「おいしいです」

そうは言ったが、極度の緊張で口に入れた鍋物はおいしいとは思えなかった。まぶしいライトの中で食べたことは覚えているが、全く味の記憶がない。材料もだしも吟味されたもののはずだ。家庭でゆっくり食べたらうまいに違いない。脳が認めないときには、食べてもおいしくないのである。

†戦いすんで

戦いが終わって危機が去ったとき、脳は栄養・休息モードに入る。アドレナリンレベルは低くなり、心拍も血圧も下がる。戦闘状態では抑制されていたインスリンの分泌も復活する。栄養素を積極的に吸収する態勢ができる。これも、次の戦いのための準備であるという見方もできるが、栄養・休息モードは多くの現代人の生きる楽しみとなっている。

「帰宅後に一風呂浴びて、冷えたビールを『プシーッ』とやる」

「つまみは冷や奴でも漬け物でもいいからまず一杯。何よりもうまい」

戦うための交感神経優位にかわって副交感神経が活発になる。副交感神経に助けられて内臓が動き出す。消化も吸収も分泌も元に戻る。身体の代謝が、燃料を生むための分解モードから、栄養を補給する備蓄モードに変わる。交感神経の作用によって消耗した筋肉や肝臓などが休息中に再び修復される。この時こそ、食事がうまいと思える時期なのである。

緊張が解けたときには何でもうまい。

「一度だけ祇園花見小路のお茶屋へ行ったんだけど」

「角のお店よね。それはすごい。高かったでしょう」

「もちろん、自分が払ったんじゃあないよ。常務のお供で。まあ、接待だな。いろいろ上品な料理が出てきて、板前さんが挨拶にまで来たんだけどね」

「貴重な経験じゃあないの。しつらえはいいし、板前の腕も立つという評判だし」

「緊張してた。先方や常務たちと分かれてから、三条あたりで一人で冷麵食べたんだけど、情けないことにこれが一番おいしかった」

野生動物が餌を見つけると安全なところに持ち込んでから食べる。そんなシーンをよく見る。理解できる。危険や不安の中では食べられない。

不安も料理をまずくする。田舎の選挙運動違反かなんかで、警察の取調べを受けた人の話を聞いたことがある。警察の取調室で、昼になって親子丼が出た。注文を聞かれたのかも知れない。担当者に恐る恐る聞いた。

『親子丼の代金は、私が支払うのですか』

『当たり前じゃあないか！』

担当者の返事を聞いて、この人は釈放されると思ってほっとした。

「捕まえるつもりのない人に、警察は公費で昼ご飯など出さないと聞いていたからね」

このときの親子丼はおいしかったに違いない。

第３章

おいしさの
生理メカニズム

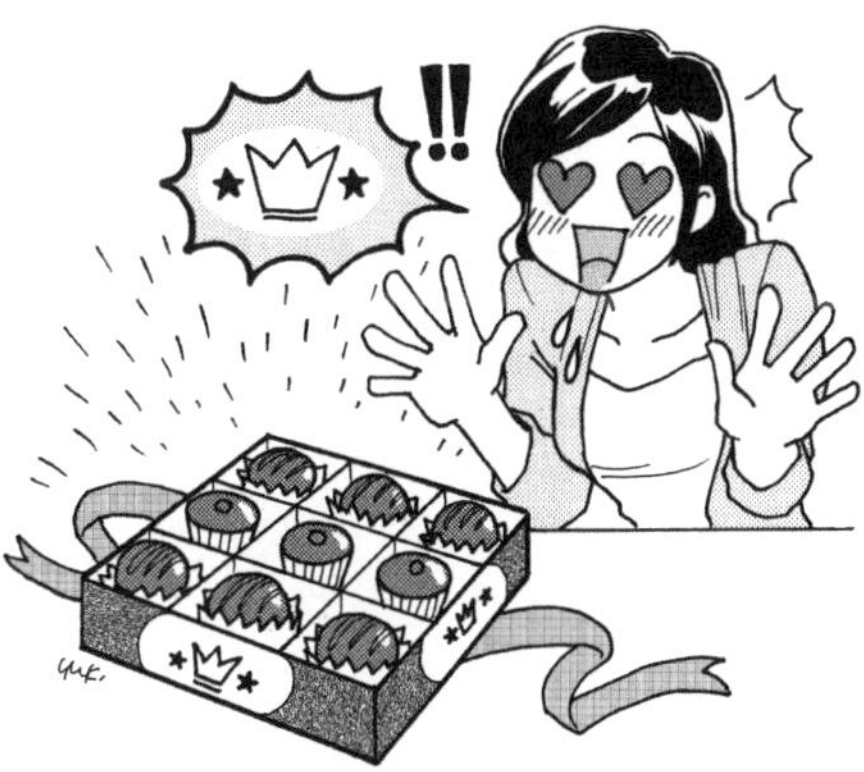

†おいしさ研究の最前線

人間の脳を使って研究をすることは倫理的に非常な制限がある。本人の承諾を得ることはもちろんである。安全でなければならない。痛みがなく健康に危害を与えない方法を用いた研究が進められている。脳が盛んに活動している部位は、脳の細胞が興奮している。これをいろいろな方法で検出する研究が進められている。興奮している脳部位の血液へモグロビン濃度変化を検出する核磁気共鳴装置ｆＭＲＩ（ファンクショナルＭＲＩ）や、大脳皮質の神経細胞活動によって微弱な磁界が発生するのを検出するＭＥＧ、あるいはそのときの電位差を計測するＲＲＧなどが代表的な装置である。

「難しそうな名前ですが、何が測れるんですか」

おいしいものを食べたときに、脳のどこが働いているかがわかる。最近では、興奮している脳で近赤外光の反射が異なることを利用して画像化する比較的簡単な近赤外光検出装置なども注目され始めている。

それらの結果を画像で立体的に表示する技術もすごいスピードで進歩している。脳のどの部分が活動しているかを知るのには有効である。しかし薬品を開発する場合などに必要な神経伝達物質などの物質的な情報は得られない。実験動物を使った研究に頼らざるを得ない部分もある。

人間の脳に関する研究は一般的にはネズミを用いた研究を基盤にしていることが多い。当然、ネズミとは異なる部分があるが、サルの研究結果を人間に援用することによって補っている。言語を介したコマーシャルや風評など人間特有と思われるものもあるが、大まかな骨組みはヒトもサルと共通部分が多い。

ネズミとヒト（サル）でも遺伝子の配列も九〇パーセントほど同じである。

「見かけは百パーセント違いますけど」

外見から想像するよりもはるかに共通部分が多い。遺伝子だけでなくて代謝の仕組みもほぼ同じだ。ネズミの代謝経路図を少し修正すれば人間になる。ネズミの食行動は栄養素の摂取に非常に忠実であるのに対し人間は楽しみにも関心がある。ネズミが生理に制御されているのに対し人間は複雑な情報の影響が色濃く見られる。

脳で食べるおいしさとは、この人間（サル）特有の情報によって生じるおいしさを指すものである。それは脳の構造と信号伝達の特殊性によるところが大きい。

おいしさに関わる脳の情報処理のメカニズムは、未だよくわからないことが多い。たくさんの研究者がおいしさの解明にいどんでいる。この章では、現在の時点で明らかにされつつある事実をもとに、専門外の人々にも理解し易いように、やや比喩的に表現している。

以下の内容は主に、「グルタミン酸の科学」（講談社サイエンティフィク）第3章「うま味認知の脳内機構」（小野武年）及び、東邦大学医学部総合生理学ホームページ「システム神経生理学」（有田秀穂）を参考にしている。

†味の信号は舌から延髄へ

食物を口の中で嚙む。嚙んでいる間に食物成分が唾液と混じる。これが舌を刺激する。舌は、食べ物の成分をキャッチして、甘味、酸味、苦味、塩味、うま味、そして脂肪の刺激などの信号に変える。渋味や辛味などが含まれている場合にはこれらも信号として脳に送り出す。さらに、歯触りや舌触り、粘つきやとろみなど食感も物理的な信号となる。

よく熟した赤いイチゴを口に入れると、甘味や酸味が舌で検出されて信号となる。種のつぶつぶ感や表面のつるつる感も信号として脳に伝えられる。よく冷えた冷たい感じも伝えられる。

舌や口の中からの信号は脳の入り口と言える延髄孤束核《えんずいこそくかく》に伝えられる。延髄孤束核は後頭部にある。脊髄と脳の境界付近。おいしさに関わる信号の、脳の入り口でもある。

延髄孤束核はすべての信号を舌の先、舌の奥、咽頭《いんとう》、内臓などの順に整列させる。舌の先で感じる甘味は延髄孤束核の上の方に並び、ビールののどごしの感触などの喉からの信号は後ろの方に並べられる。熱い・冷たいなどは三叉神経の信号として、後ろの方に並ぶ。消化管などの内臓の情報がさらに後尾につく。

「大名行列ですね」

「京都の時代祭の行列みたい」

これらの信号の行列がいわば脳の入り口である。

おいしいとかまずいとかの判断はなされていない。非常に酸味が強ければ唾液が盛んにわき出る。極端に異常な味がすれば思わず吐き出す。これらは反射であり、延髄孤束核が判断して起こる。

「私のカナダ人の友人は梅干しを思わず吐き出しましたが」

『こんなものは食べ物ではない！』という門前払いである。うまい・まずい以前の反射と言える。

延髄孤束核に整列した信号は脳の一次味覚野に別々に送られて味覚が統合される。一次味覚野という名前はいかにも曖昧であるが、実際に曖昧なのである。この味覚野に該当する脳の部位が徐々に明らかにされている。曖昧ではあるが重要なことがある。この時点でようやく何を食べているのかが明らかになってくるのである。

「イチゴだ」

というのはこのあたりではじめてわかる。

「見たらわかるじゃないですか」

精巧なろう細工かも知れない。予想は付いているが食べないとわからないこともある。

舌は食べ物を単純な味覚成分に分解して脳に伝え、味覚野がこれを再び組み立て直して食品の味わいに戻す。

「分解してからまた組み立てるなんて、面倒なことをするものですね」

現実にはその様な作業が行われている。味覚を信号として伝達するのは大変なことだとも言える。再構成された情報は価値を判断するために扁桃体《へんとうたい》に送られる。ここでおいしさの判断が下される。

余談ではあるが、科学というのは一般に対象物を徹底的に分析して細部まで調べ上げることから始められる。物質が分子レベル、原子レベル、それ以上に細かい粒子のレベルにまで分解される。細かいレベルになるほど検出のための装置は大型になる。

「どうして細かく分解するんですか。科学者の習性ですか」

対象を詳しく知るためには分析が必要なのである。一方で、それらの情報を統合したり総合して理解しようとする科学も近年特に重要視されている。統合しないと意味がわからない。

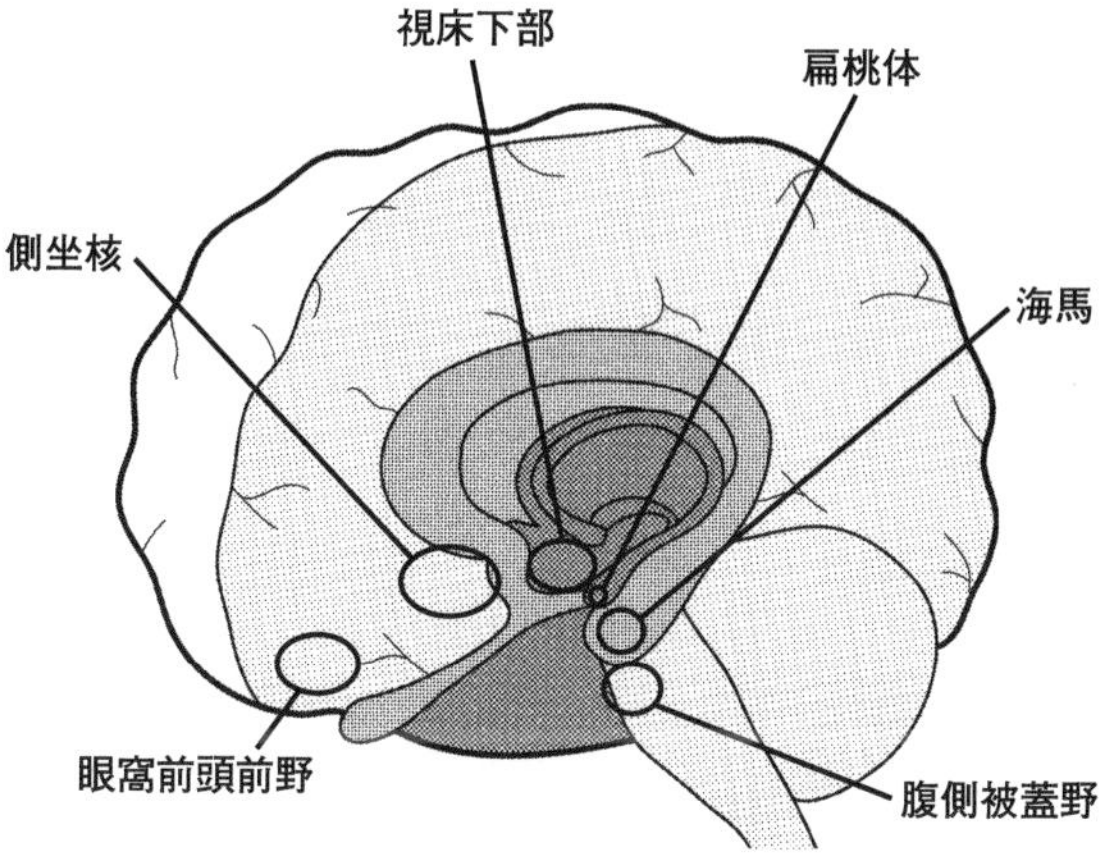

おいしさにかかわる脳の各部位（概略）

科学者は最近になってやっと両方の重要性に気づきだした。科学者も毎日食事をしている。自身の脳は味覚の分析と統合を昔から自然に行ってきたのだから、気づいて当然かも知れない。

†扁桃体はおいしい・まずいを「拍手の大きさ」に変える

食べ物の判断は好きか嫌いかの二種類ではない。大嫌いからうんと好きまで無数に段階がある。ワインや清酒を飲み分けて評価する微妙な感覚も存在する。神経は興奮と鎮静、プラスとマイナスの二つしか状態がないから多段階の評価は得意ではない。どのようにして脳は微妙な評価を実行できるのだろうか。

食べ物のおいしさは、先に述べたとおり

扁桃体で判断される。扁桃体はおいしいまずいのみならず、すべての生物的な価値判断に関わると言われている。いわば、情報の快不快、可否の判定を専門に受け持っている裁判所みたいなところである。あまりに異常な味のため、食べるに耐えられないものなどは、延髄孤束核のレベルで判断して反射的に吐き出させたりしている。

「一次審査ですか」

「書類審査で落ちるってやつですね」

扁桃体は脳の部位の中でも特に多段階の価値判断を受け持つのに適している。この部位がすべての感覚についての幅広い情報を受け取る位置にいること、そして、好き嫌いの程度に比例した強さの信号を出すことができる機能を持った神経であることによる。

「神経に音量ボリューム機能が付いてるんですか」

好き嫌いの程度は実際には信号の頻度で強弱が表される。好きならば信号が何度も出て、そうでなければパラパラとした頻度でしか信号は出ない。この回数が好き嫌いに比例する。旨さやまずさを、いわば観客の拍手の大きさに変えるような仕事をする部位が扁桃体なのである。

「紅白の総合司会者みたいなやつだ」

「紅組が優勢と思われる方は拍手を！　という役目ですね」

扁桃体は高度な判断をする場所であるから、判断材料が神経を使ってどんどんここに運び込まれる。あちこちの情報員からじゃんじゃん電話が鳴るのである。過去の記憶ファイルすなわち個人の食体験の膨大なデータも近くの海馬周辺に蓄えられていると思われる。過去の判例が大いに参照される。

†やみつきになる「スペシャル登録」

おいしいかまずいか、食べるか食べないか。その判断材料は、主に二つの方向から来る。一つは味覚などの食物情報。もう一つは体調や食物を食べたあとの効果などのからだの情報である。おいしくても体調が悪くなるようなものは許せない。味の情報とからだの情報はともに扁桃体に重要な判断材料として持ち込まれる。

扁桃体は好ましさの程度に応じて、信号の強さを変える。出てきた信号の一つを側坐核《そくざかく》という部位に送ると考えられている。他にも多方面に信号がばらまかれているようだが詳しくはわからない。

「今の食べ物は栄養素も豊富だし、いつも食べている好みのものだからOK」

て、側坐核は食行動に直接関わる視床下部《ししょうかぶ》に信号を伝える。おいしければ摂食中枢を刺激し

「もっと食べよう」

という行動に移される。

脂や砂糖など特別においしい食材が口にはいると、大脳皮質のいろいろな部位や食べ物の価値を判定する部位などから側坐核へ一斉に、

「こいつは特別に旨いぞ！」

という信号が入る。そんな食べ物は忘れてはいけない。大切な食物だから今後も忘れないように味や匂いなどの情報がスペシャル登録される。これが、やみつき感を持つ食べ物である。

「じゃあ、私の脳には、熊屋の栗羊羹とか、西川軒の和風トンカツとか、山田屋本店のチーズケーキとか、最近はまっている食べ物情報が一杯記憶されているの」

「あやしげなグルメ雑誌みたいだね」

脳のどこかには、このスペシャル食物に関する味や香りや食感などの多面的な情報がストックされているはずである。スペシャルな食べ物は脳が許可したやみつき食品である。やみつきにさせるようなおいしさの快感発生の仕組みを次に述べるように報酬系と呼ぶ。おいしいという快感は報酬の快感である。

†報酬系の仕組み

脳内報酬系とはその名の通り、正しい行動を取った動物に本能が与える報酬の快感である。正しい行動というのは、生きてゆく上で合理的な行動である。お腹がすいたときに食事をすることは正しい行動である。こんなときの食事は非常においしい。これも報酬の快感である。喉がからからの人間や動物が水にありつく。特別においしいことは、狂ったように飲む姿からもわかる。報酬の快感である。生きるために非常に正しい食べ物を摂取したときに与えられる。そしてやみつきになる。

報酬系を発見したカナダの実験心理学者オールズとミルナーの実験では、自己刺激と呼ばれる装置が用いられた。これは、実験動物がレバーを押すたびに、脳内にパルス状の電気刺激が与えられる装置である。電気刺激する脳内の部位を選べば快感が得られる。特定の部位を刺激するようにセットすると、ラットは気持ちよさのあまり一時間に数千回もレバーを押し続け、一日中ストップすることはないという。これこそ本能の快感に違いない。そう実験心理学者が考えたのである。

レバー押しを止められなくなる部位というのが確かに脳に存在する。これらを総称して報酬系と呼ぶことになった。腹側被蓋野《ふくそくひがいや》から側坐核に至る神経の束がその中心である。

人間や動物の快感は産み出されるものではない。じつはいつでも存在するのだ。本能を司る古い脳はいつでも快感に向かおうとしている。これを野放しにすると快感に任せて行動しようとするため、社会生活ができない。本能の赴《おもむ》くままに行動する野獣のような人間になる。そこで、新しい脳である大脳皮質ががんじがらめに抑制をかけている。抑制を解除することが快感に繋がるのである。後述するように多くの薬物は脳の抑制を外す作用を介して快感を与えている。食べ物のおいしさも同じ。側坐核の抑制神経を解除するのである。自己刺激の快感もまた同様である。

一日中ゲームに浸っている子供やスロットマシンや麻雀台に張り付いている大人もいる。ラットの自己刺激のように報酬系を刺激して快感を生じさせているように見えておかしい。おいしさだけでない。薬物の快感や性行動の快感など本能は快感を餌にして動物の行動を操っていることがよくわかる。人間といえども、快感を得るための行動に浸ってしまうことは日常的にみられる。

また、このような快感のおかげで、人間は動物と同じような摂食行動や性行動などを飽きることなく積極的に行うことができるのである。快感がなければ、単なる面倒なものとしかとらえられないのではないかと想像される。一方、大脳皮質による快感の抑制がなければ、人間はひたすら動物的な快感を求めるだけの浅ましい姿となるに違いない。

ゲームに熱中する子どもたちは、がんじがらめの抑制をひたすら解除して楽になるためにゲームを続けているのではないかとかわいそうになる。中高年の屋台の飲酒もアルコールによる抑制の解除である。

人間的な理性や計算と動物的な快感を求める行動の両者は車の両輪のように重要なものである。しかし、この両者の関わり方をよほど深く考えないと、バランスを欠いた居心地の悪いものになる。過去の人間の文化の歴史が証明している。人間らしさと動物性の共存はこれからの時代の重要な課題である。

†新しいやみつきを開拓する眼窩前頭前野

東邦大学の有田によると眼窩《がんか》前頭前野《ぜんとうぜんや》を破壊すると、新しいやみつき感を獲得することができなくなるという。食べ物の味とおいしさの判断を新たに結びつける学習ができなくなる。すでに獲得した過去のおいしさは維持できるが新しいおいしさには全く興味が無く、過去にのみこだわることになる。

「ギョーザとラーメンと五目炒飯を毎日繰り返し食べている人がいました。頭の中に三つしかメニューがない」

「新しいものに飛びつかない人もいるねえ」

この部位は新たな「やみつき食」を日夜探索して開拓・学習している部位であると言える。古いやみつきを消す作用もある。やみつきを学習する過程で味や香りを記憶にファイルする。

くいしん坊という人種にとっては重要な脳の部位である。

「わざわざ新幹線に乗って蕎麦《そば》なんか食べに出かけるのよねえ。典型的な食いしん坊」

「あちこちの旨いものを知ってるのでガイドブック役としては便利」

全国あちらこちらを食べ歩いておいしいものを捜す。絶品に出会ったならば、脳のおいしいものリストに追加する。こんな時に新しいやみつき感を作り出す眼窩前頭前野の働きは重要である。食いしん坊の商売道具とも言える。

「今回熊本で食べた馬刺、はじめての店だったけど、これがまた非常においしくて。新発見だね。おまけに秘伝の焼酎が絶品。次からは熊本と聞いただけであの店の看板を思い出すね。涎《よだれ》が出そうになる。甘い香りの馬刺にすっかりやみつきになってしまった」

そんな変化に眼窩前頭前野が関わっているのかもしれない。

✝腹側被蓋野でさらに強化

眼窩前頭前野が学習した新しいやみつき感をさらに強化するのは、主に腹側被蓋野のドーパミン神経であると言われている。ドーパミン神経は神経末端からドーパミンが放出されて次の神経に信号や情報が伝えられるのでそう呼ばれている。大ざっぱに分けて歩行や嚥下などの運動に働くものと、おいしさの高まりに働くものの二系統がある。

ドーパミンのような神経伝達物質は神経が興奮する頻度に応じて末端から放出される。これをキャッチした隣の神経がさらに信号を伝えたり、信号の伝わり方を修飾したりする。脳に直接ドーパミンをまき散らすことができたら、ドーパミンを受けとる受容体を持つ神経はすべて影響を受ける。神経の繊維の繋がりによって情報の伝達先が細かく決まっている。

「つまり、電話線みたいなもの」

そう表現しても誤りではない。

「じゃあ、例えばよく出てくるドーパミン神経、セロトニン神経やアドレナリン神経などの違いは、電線の違い？」

「KDDIとNTTの違いみたいなもの？」

まあ、そう表現しても間違いではない。

「じゃあ、どっちの電話線を使っても話の中身とは関係がないじゃん」

確かに大事なのは伝達物質ではなくて伝える内容である。ただ、同じ伝達物質を含んでいる神経があちこちに手を伸ばしている場合などに、一括して表現できるという利点はある。同じ神経伝達物質を含む神経が同じ様な作用をする場合が多いので整理しやすい。

神経のはじまりはいくつかの単純な電話網だったのが、脳の発達によって異常に分岐して複雑になったのかもしれない。

「薬にも使われるのでは」

薬品を開発する場合などには神経伝達物質の受容体をターゲットにすることが多い。目的の物質に似たものは作用を高め、すこしだけ構造が違うと作用を邪魔するものになったりする。こんな時、ドーパミン神経という名前は薬のターゲット物質を明確にするので便利だ。

いずれにせよ、腹側被蓋野は、やみつき感に関わる脳の各部位にドーパミン神経の手を伸ばしており、これを使ってやみつき感全体を強化する作用を担っていると考えられている。この強化効果によって、特定の料理や味わいはさらにきわだっておいしくなり、二度と忘れないように特徴づけられる。

おいしいものを何度も食べているうちに、

「もう完全にやみつきになってしまう」

「忘れられない」

そんな状態になるとしたら、腹側被蓋野の後押しがあったと考えられる。このようなシステム全体を報酬系と呼ぶ。やみつきが強くなって行くのを強化効果という。カロリーが非常に高いとか、糖質やタンパク質が豊富だとか、やみつきになる価値のある食品が見つかったときにやみつきを強めるらしい。

「付箋のように印を付けるのかしら」

「神経回路が新しく繋がるのじゃあないの」

いくつかの部位が回路のように繋がってクローズアップされる状態が嗜好の強化ではないかとも想像されているが、メカニズムはよくわからない。

†脳のファイルとは

やみつきになったスペシャル食品についての詳細な情報が脳に蓄えられる。その他にも、これまで口にした食物の膨大な情報は図書館のように脳の中にしまい込まれている。この脳の図書館すなわち記憶ファイルがどこにどのように存在するのか、記憶はどのような形式でファイルされているのかについても研究が進められている。

好きなものとまずいものとがごちゃごちゃにファイルされているのではなくて、少し整理されて記憶されているかも知れないらしい。甘い味と苦い味とでは神経の入力する脳の部位にずれがあるらしい。詳細は今後解明されると思われる。

食べ物の旨い・まずいを考えるときに、食べたものを好きになることと、好きなものを好きと感じることの二つは別に考える必要がある。一つは、食べ物を『好きになる』脳の動きである。もう一つは、『好物を食べた場合においしいと感じる』脳の動きである。

「どこが違うんですか」

前者は、好きになるための情報収集の問題。後者は食物を口の中で味わって、本当に好きになったものかどうかを確かめるプロセス。もっと言い換えれば、前者は脳のファイルを作る作業。後者はファイルに照らし合わせて確認する作業。やっていることは全然違う。

「違いはわかりますけど」

「ファイルには何が書かれているのですか」

それが重要な問題だ。まず、見た目は重要だ。チョコレートはチョコレートとはじめからわからなければおいしく食べられない。色や形の記憶は必要。チョコレート好きならばメーカー名も気になる。

「私はデンマークで食べたロイヤルウエディングが忘れられない」

「ベルギーの生がよかった。すこし、ビターなんだけど、香りは最高」

香りも必要である。嚙んだときの歯触りや硬さ、舌で溶ける感触もうれしい。甘い味と口の中いっぱいに拡がるカカオの油脂は必須である。さらに重要なのが鼻に抜ける風味。

やみつきになるかどうかを決める重要項目はカロリーの有無ではないか。人工甘味料は何故か安っぽい。脂肪のカロリーも重要である。

「カロリーのないチョコレートなんか絶対においしくない。」

「あの悪魔的なおいしさは、絶対にカロリーの魅力だわ。偽物では無理」

カロリーがファイルに書かれている証拠である。ただし、どの様な形でカロリーのレベルが書かれているかはわからない。消化管ホルモンの分泌量かも知れない。血糖値の上昇かも知れない。少なくともこのような項目が書かれていれば食べる気になるに違いない。ファイルを作る作業はざっとこのようなものだろう。

もう一つ重要な項目として、これを食べて気分が悪くならなかったか、お腹の調子が悪くならなかったか、むかつき感はなかったか、などがチェックされている。もしも×印が付いていたら嫌いになっている。栄養素が十分あったか、特にカロリーが豊富であったかも書かれている筈である。これらの情報は食べた後に消化管や内臓から来ると考えられる。好物になっていれば、「絶対、食べるべき」という総合評価の項目にもチェックがされているはずである。ここまでは、人間も野生動物も共通の項目。

「動物にも同じカルテが脳にあるんですか」

むしろこの部分は動物のほうが詳細で大きな字で書いてあると想像される。

「大きな字というのは？」

はっきりと書かれているという意味だ。動物は食物選択に当たって安全や栄養価に忠実である。

さらに、同じファイルの中に人間の場合はいつ頃どこで食べたか、誰と食べたか、楽しかったか白けていたか、値段は高かったか安かったかも書かれているはずだが、よほど印象が強くなければ消えてしまうようだ。

いつも食べ慣れている料理や食材の場合にはファイルが参照される。そして、記載事項は食事の度に印象的な部分が更新されると思われる。前回までの評価がさらに強まる場合や新たな評価も併記されることなどが想像される。ずぼらなホームページよりもよほどまめである。中毒になって七転八倒した記憶などはなかなか消えない。

†判断は脳のファイルと照らし合わせて

一方、口に含んだチョコレートの味わいをファイルを参照しながらどの様に満足するのか。ファイルをどの様に使うかもわからない。カロリーは必須事項と思うが、口に入れた瞬間にはカロリーや血糖などはわからないはずだ。

すると、脳のファイルは索引と内容の二段階に分かれていると考えざるを得ない。二つの脳部位が連絡しあっているのかも知れない。索引と内容である。

「それは、図書館でもそうだけど」

「概要と本文という区別なのかも知れない。口の中では正確な概要がわかればいい」

索引あるいは概要としては見た目と味と風味と舌触り・歯触り程度。口の中でわかる情報である。このファイルの内容に当たる部分にはエネルギーとなる証拠が領収書のように添付されている筈である。糖分も十分あると言うことも含まれている筈だ。確かな裏付けがあるから満足ができる。カロリーがあるかどうかが口の中でもわかるか。わかるような気もするのだが、まだ明らかではない。

脳のファイルがどこにどの様な形で存在するのか、おいしいものを食べるたびに不思議に思わざるを得ない。

チョコレートに限らず口にした食事の内容は該当するファイルの内容と照らし合わされる。既に何度も食べた経験のある食材や料理に対しては、脳の過去のファイルが動員される。今食べているものがこれまでの経験からどの程度のものであるかも判断される。

この基準になるのが食経験から獲得した座標軸である。座標軸自体に知識や情報の影響があるから複雑だけど。

イチゴを食べると、大きさや色や舌触りなどがこれまでの経験から評価される。甘味の強さや酸味の強さも評価される。新鮮さがどのように評価されるのかは謎であるが、これも評価される。産地が確かめられる。価格に対する価値も判断される。そして、「これは、特別うまい」とか、「これは並み以下」とかの判定が下る。

「脳の高い評価の割にお値段が安かったら？」

次回もそのお店で買おう、と思う。

†期待感の発生

やみつきになっているような食材、例えば大好きなチョコレートであれば、褐色の色が興奮させる。カカオの豊潤で甘い匂いが期待感を一層高める。口に入れたときの少し冷たい舌触りといつもの固い歯触りが確かめられる。ぱりっと噛むとすぐには味が拡がらない。一瞬の後に唾液に溶けたチョコレートの甘味と苦味とカカオのフレーバーが舌を包む。チョコレートの濃厚な香りが鼻にも抜ける。期待感に代わっておいしさの快感が最高潮に高まる。

しかも、「もう一口食べたい」という、切ない欲求が鋭く残っている。これが、もう一口を急がせる。

次の一口で、

「ああ、しあわせ」

多幸感がにじみ出てくる。

「まるで、宇宙誕生ビック・バンの解説みたいですね」

新しいおいしさの発見は新しい天体の発見である、という有名な言葉があるくらいだ。あまり関係はないけれど。ともかく、これらの鋭い感激もすべて、食体験のファイルに照らし合わせて起こる反応であることには間違いはない。

現代人は、いわば旨いものばかりを食べている。旨いもの印の付いた脳の食ファイルをたくさん持っているに違いない。やみつきになっているものならば、食べる直前はいつも期待感が高まっている。

「たしかに、食卓では料理が待ち遠しいです」

知らない食べ物ならば不安感がいっぱいであるが、そのような食事をすることは少ない。おいしい料理に対する脳の応答は非常に素早く的確に起こる反応である。善し悪しの判断であるから脳の扁桃体が関与している可能性は高いが、ファイルへの記述内容とのアクセス経路、ファイルの更新の様子はおいしさの判断にかかわる重要な問題である。今後詳細に研究されるべき対象である。

食品の表示のような情報がおいしさを左右することがある。賞味期限を遥かに過ぎていれば不安がおいしさをかき消してしまうこともあろう。食べ過ぎると体によくないという情報もおいしさを減退させる場合がある。

「そうなんですよね、カロリーのない生クリーム開発してくださいよ」

逆に、有名ブランドの包装紙がおいしさの期待を高めることもある。

「お値段が恐ろしく高い場合にも旨さの期待が高まりますけど」

残念ながらこのような高次の脳機能とおいしさの関わりはあまり明らかではない。テレビのコマーシャルを見て食欲が湧いてきたり、人の噂の影響で購買意欲や食欲が低下したり、原産地が好ましくないので別の商品を買うこともある。それらはいずれも、各種の情報が高度に読みとられ、解釈され、判断されて高度な加工が施された感覚が食べるという行為につながっている。発達した連合野の独壇場と言える。この部分があるからマーケッティングが成り立つ。味や風味以外の要因においしさが強い影響を受けるからである。

†マーケッティングはここからはじまる

うま味が強いとか、塩辛いとか甘いとか、スパイシーだとか、あるいは、赤いとか青いとか、それらは比較的生《なま》の情報に近い。酸っぱい梅干しを思わずはき出すのは反射的な行動であるが、これも生の情報に基づいている。生に近い情報から直接的に行動するのはかなり下等な動物にもある食行動である。

人間は生の情報を組み合わせて、様々な高次の感覚を生み出している。

「これまで食べた中で香りは最高、コクが弱い。深みがいまいち。技術者が交代したというわさだけど。最近支店を一杯出したからレベルが落ちたかもね」

解釈や理解や統合などといった情報が加工された感覚の世界もある。動物の思考が高度になるほど様々な異種の情報を統合する連合野と呼ばれる部分が発達する。ヒトでは特に連合野が発達しており、大脳新新皮質とさえ呼ばれている。連合野は生の情報を解釈・統合し、高い次元で行動に移す働きをしていると言える。それには学習や経験も必要になる。

連合野の高度な情報は、味覚や嗅覚の情報ともすりあわされ最終的なおいしさになる。

「アフリカ産よりもやっぱり近海物がおいしそう」

原産地を見て安心するなどという表示の効果はネズミなどでは考えられない経路である。人間のような高度の情報処理機構がない動物には、噂も通用しない。

「おいしいって近所の奥さんが口を揃えて褒めてた」

ネズミに人間のようなマーケッティングは通用しない。ネズミがテレビコマーシャルを見ても、映像は目にはいるだろうが宣伝されている食品がおいしいとか、食べてみたくなるとは解釈できないであろう。

†人間は連合野を使いすぎ?

いわゆる大脳新新皮質は人間らしさの象徴とも言える高次の感覚を生む。しかし、生の情報をあまりにもいじくりすぎるために、逆に食物の原型がわからなくなってきている。例えば賞味期限表示が消えていたら、食べ物が腐っていないかどうかわからない。

「傷《いた》んだまんじゅうとか豆腐とか牛乳とか、口に入れたらわかりますよ」

正確に言えば、腐った嫌な匂いや味がすればわかる。これを判断の基準にすれば人間も腐敗が判断できる。しかし、そんな腐ってしまったような牛乳や菓子を口に入れたくはない。腐りそうになっているかどうかを前もって判断したい。この時点でかなり人間的な身勝手な要求が高まっている。

「腐ってからでは遅いじゃあないですか」

腐りそうになっているかどうかなんて見た目では予言者でもわからない。

頼りは製造年月日の表示や消費期限である。これを過ぎたら腐っている可能性があるので食べない。実際に知りたいのは腐っているかどうかではなくて、絶対腐っていないと言い切れる範囲かどうかである。動物ならば腐っているものを単に吐き出せばいいのだが、現代人にとっては腐敗物を口に入れるなど悪夢である。一日中気分が悪い。飢餓すれすれで生きるか死ぬかの歴史を経てきた動物の行動ではない。腐敗はもとより腐敗の可能性さえ許せない潔癖性。繊細なのかひ弱なのか判然としない。

いずれにせよ、動物としては異常なまでの脳の働きである。もちろん、巷には過剰とも言える安全情報がある。そのおかげで人間は安心して食事ができるのだから、原始に戻れなどとは決して思わない。しかし、あんまり動物としての自分を忘れすぎると、非常に滑稽な行動をしていることになるのではないか。それを時々気恥ずかしく思うだけである。

†匂いも合流する

匂いは味と切り離せないが、信号の伝達経路が大きく異なる。味と匂いの信号は独自の道を進みながら、最後に合流する。伝達経路が違うのは、匂いと味とに全く違う使命があるからに違いない。匂いを嗅いで判断することは、食べ物を口に入れてから判断するよりも安全であることはすでに述べた。また、遠くから飢えたライオンや天敵が忍び寄って来るのを察知するのは主に嗅覚の役目である。

「私も焦げ臭い匂いには敏感です。あわてて台所に飛んでゆきます」

「嗅覚を失った人は、安全が心配だそうだ。鍋が焦げていてもわからない。火事が起こってもわからない」

匂いは環境を見張って、自身の安全を確保するための機能であると言える。食物の匂いを嗅ぐのも、腐敗や毒物などから身を守るための機能であると考えられる。

一方、味覚の中では、苦味と酸味が身を守るための機能である。実際、我々はすべての苦味を感じることができる。苦味の受容体は三〇種類ほどもあり、うま味や甘味に比べると異常とも言える厳重な備えがなされている。

甘味やうま味などは身体にとって好ましいものを積極的に捜す機能を担っていると言える。受容体の種類は一つずつしかない。苦味に比べて手抜きされているようだが、安全第一の思想である。食物が口に入ってから鼻に抜ける匂い、すなわちフレーバーは、安全を確保するためだけとは言えないようだ。なにしろ、食物はもう口の中に入っているのだから、味覚と同じレベルでしか安全ではない。

嗅覚は味覚を補ってより的確に自分にとって重要な食物を捜す役目を受け持っていると思われる。おいしい食べ物の記憶は、味ではなくて主に嗅覚の記憶と言われる。味の記憶は脳の中でいくつもの神経系を乗り換えることもあって、あまり確かではない。嗅覚の信号は嗅覚受容体から速やかに脳にはいるので変形を受けにくい。記憶も定かである。

「たしかに、匂いの記憶は何年たっても変わりませんね」

ライオンやヒョウの匂いの記憶が簡単に変わったら、危険が察知できない。生き残るためには記憶は確かでなくてはいけない。昔の食べ物の記憶というのはたいていが香りやフレーバーだ。味の記憶は長持ちしないようだ。

サルの研究では嗅覚信号と味覚とは第二次味覚野と考えられる眼窩前頭前野に合流する。この部位は第一次味覚野の信号を受けてさらに高度な判断をしている部位と考えられる。眼窩前頭前野付近には味覚、嗅覚の他に視覚に応答する神経もあることが明らかになっており、多様な感覚の統合部位であると考えられている。味覚嗅覚の両方に応答する神経もあり、味覚と嗅覚の組み合わせであるフレーバーに応答する可能性が示唆されている。

†絶対的なおいしさ・先天的なおいしさはあるか

情報によって作られるいわばバーチャルなおいしさに対して、情報などに左右されない絶対的なおいしさがあると信じている人は多い。絶対的なおいしさに出会うために日々精進を重ねる料理人。小説や劇画の世界ではそんなイメージが昔から受け入れられてきた。

一方、絶対的なおいしさというものはなくておいしさは人間の好みに過ぎないという考え方もある。この説によれば、究極のおいしさなどはない。多くの先達やながい食文化の歴史が、個別の料理や食材についてそれぞれ最もおいしいものはこれというように決めた。これを最高と考えようとする一種の共通の了解があるだけだという。

価値判断のメカニズムを考えると、究極のおいしさについては後者のほうが合理的に説明できる。もしも、絶対のおいしさがあるならば、それは人間のDNAに刷り込まれていて親から子に遺伝しなければならない。例えば昆虫のフェロモンはこれに当たる。種としてすべてのものが熱狂する逃れられない絶対的な快感である。

おいしさについて人間の遺伝子に刷り込まれた絶対的なものはあるかという話題はいつの世にも議論されたが、結論は出ていない。

ネコはマタタビに夢中になるというがそれは本当である。マタタビの実に含まれるアクチニジンやマタタビラクトンなどの物質がネコやある種の昆虫を強く誘引することが明らかにされている。マタタビ粉末に対して多くのネコは執拗に身をくねらせる。好き嫌いを越えた種としての本能を感じさせる。

有無を言わさぬ快感という意味では、人間にフェロモンはあるかという話題とも一部関連がある。フェロモンは嗅覚から独立した鋤鼻器《じょびき》の中の感覚上皮を刺激する。その信号は、脳に作用して、生殖や代謝などの身体の活動に影響を与える。快感を伴う命令からは逃れられない。フェロモンのように強烈な行動をおこさせることができたら絶対的なおいしさと言えるだろうが、生活の実感の中でもなかなかそんなものは考えにくい。

強《し》いて絶対的と言うならば、砂糖やうま味は、新生児にもおいしさがわかるという研究がある。舌に滴下すると新生児は表情を和らげる。本能的においしいらしい。これにやみつきになる脂肪を加えたものが絶対的なおいしさと言えなくもない。マグロのトロはほとんどの人間がうまいと唸る。松阪牛の霜降り肉を嫌いという人は少ない。脂の旨さは現代人には絶対的に近い。国民食と言えるカレーには脂肪とだしのうま味が豊富である。行列ラーメンもだしのうま味と脂を競っている。うまい加工食品には砂糖とだしと脂肪の三つもしくは二つが必ず入っている。

†絶対的なおいしさに囲まれた現代日本の食事

脂や砂糖やうま味を使った料理は私たちの日常食である。すでに我々は絶対的なおいしさの料理に取り囲まれているのかも知れない。かつては宮廷や貴族の食卓にしか上らなかったような贅沢な食材を使った食事が庶民のテーブルを飾る。

「九〇〇円の日替わり中華定食も大昔は宮廷料理だったのですか」

庶民の口に入るものではなかったはずだ。

農業も含めて食物生産の技術革新は目を見張るものがある。保蔵技術も革新的な進歩を遂げた。流通も昔とは全く違う。かつての庶民が食していたような食物の多くは現代人にはまずくて食べられないかもしれない。

古代のビールや酒などを再現したものがそれほどおいしくないことにがっかりさせられる。昔には戻れない。人間のおいしさに対する欲求は本能である。砂糖や油やうま味を求めて食材が探索された。栽培や養殖も行われてきた。ブランドの牛などは健康とは言えないくらい脂肪をため込んでいる。筋肉にまで脂肪が交雑するのはもはや野生動物とはほど遠い食用動物である。人間のおいしさに対する執着が生んだ一種の芸術でもある。これが、無理すれば庶民の口にも入る時代である。

現代人の食を考えるとき、動物と最も異なるのはおいしすぎることである。贅《ぜい》を尽くした食ばかりを食べていると表現できる。まずい食べ物が食卓に並ぶことが無くなって久しい。

「まずい食べ物ってわかっていても食卓に並んだんですか」

昭和の四〇年頃までは、日本人の食卓にはおいしいものは少ししかなかったように思う。あとは、野菜ばかり。みそ汁は今も昔もあるが、当時は食卓の重要な地位を占めていた。ご飯をたくさん食べるのにはみそ汁は重要であった。いまでは、おいしいものがいっぱい並ぶから、みそ汁は習慣で飲んでいるようなものだ。

「戦時中ですか」

とんでもない。戦後二〇年、昭和四〇年だ。東京オリンピックや東海道新幹線開通で希望に燃えていた日本も食卓は貧しかった。


食物か否かのすれすれのものを食べる野生動物とは大違いである。現代人の脳の中にある食体験やおいしさの判断基準はやみつきになるようなおいしい料理ばかりで構成されている。動物としては、正常ではない所に来てしまっている。豊かになった人間の本能は思い通りの食を貪っている。怖いのは生活習慣病だけだ。

†脂が好きになる本能のメカニズム

ネズミに油脂を与えても、直ちに好きになるわけではない。最初はおそるおそる匂いや味を探る行動をする。実験初日はしたがってあまり食べない。それでも、数日すると油脂のカロリーの高さの魅力にとりつかれる。食べる量が急増してゆく。そのうち実験者が飼育室にはいるだけで動物は期待に震え、ざわざわするようになる。

「サルとかじゃあなくて、ネズミでもそうなんですか」

おいしい餌が与えられるという期待感は共通みたいだ。この時に脳内でどのようなことが起こっているか。油脂のおいしさを感じる中心である脳内のβエンドルフィンは視床下部の弓状核《きゅうじょうかく》という部位に細胞体を持つニューロンで合成される。おもしろいことに、βエンドルフィンとストレスホルモンであるACTHとは同じ前駆タンパク質の一部で、それが切断されて、片やストレス、片や期待感にかかわる。

「期待に震えるというのも、ある意味ではストレスですけど」

「期待や渇望というのは幸福とは反対の部分があるね」

他にも食欲を落とす物質も同じ前駆タンパク質から切り出される。

作用が異なるこれらの物質が同時に作られる意味はよくわからない。すべてが一体となって良好な調節をしていることは確かのようだけれど、詳細はまだまだ不明のことが多い。

京都大学の水重らの研究によると、油脂のおいしさに対する期待感が高まると同時に、これらの物質の合成が進められることもわかった。油脂を見せてから数日経つとβエンドルフィンの合成が高まる。それまでは考慮期間のようである。したがってがつがつ食べるような行動も観察されない。

多くの先達の研究で、砂糖に対するβエンドルフィンの分泌が砂糖の甘さではなくて砂糖のおいしさによって生じることが明らかになっている。強制的に中毒を起こす薬品を利用して砂糖を嫌いにさせると、ネズミはいくら甘い砂糖を与えても脳脊髄液にβエンドルフィンが現れないというのである。砂糖の甘さが、おいしいという判断になりその後にβ

エンドルフィンを出すというのは面白い。

期待によるβエンドルフィンの合成は、数日後に最高潮になる。準備は整った。期待通りの味やフレーバーが口の中で拡がると、爆発的においしく感じるのである。すっかり好きになったと言える。

βエンドルフィンは、腹側被蓋野のオピオイド受容体に作用して、GABA(γアミノ酪酸)神経の抑制を解除する。側坐核に向かう快感神経であるドーパミン神経のGABAによる抑制も外れる。その結果として爆発的に快感が高まると思われる。βエンドルフィンはまた側坐核にも直接作用して、GABA神経の抑制をはずし、おいしさの快感を高めるというルートも考えられる。

一方、ドーパミンは、口に食物が入る前から、期待感によって側坐核内で濃度が高まっている。明らかにフライングである。期待の高まりを最高潮に押し上げていると表現できる。

この研究から面白いことがわかる。脂を好きになるのに数日は必要なのである。初日はおそるおそる食べた脂は消化吸収され、高いカロリーを持つことが脳に伝えられる。二日目も同じことが繰り返されると、脳はこの脂に注目し、スペシャル食物リストに登録する。再び、同じ脂が食べられると確信すると、期待感が生じ、おいしいという快感を発生する準備が整えられる。期待通りの脂が口にはいると、おいしさの快感が脳を駆けめぐるのである。おいしさには数日の予備審査にパスすることが必要で、それが通ればいつでも快感の準備がなされると言える。

我々は、マグロのトロのおいしさをすでに知っているので、鮨屋で前に並ぶと（あるいは注文した時点で）期待感によってβエンドルフィンの遺伝子発現が開始され、ドーパミンの第一弾が出始めて切ない欲求が高まる。

「へい、かしこまりました、中トロ一丁ね」

期待はさらに高まる。

「お兄さん、早く握ってくれョ」

さきに触れたように、βエンドルフィンはストレス時に生じるACTHなどと共通の原料から作られ、切断されてそれぞれの物質になる。ストレス物質と快感物質が同じ信号を受けて同時に作られることは興味深い。

「早く食べたい……」

これは、わくわくする期待感なのかそれとも堪え忍ぶストレスなのか。脳の仕組みが作り出す感情の綾《あや》としても面白い。

さて、目の前で寿司職人がトロのネタを手に取ると、

「これは、俺が食べるべきトロに違いない」

凝視する目に期待はますます高まる。待ち遠しい。

お目当てのトロを口に入れたとたん、期待通りの味覚信号が脳に伝わり、一瞬の間をおいて舞い上がるようなおいしさが口の中に発生する。脳の快感である。

トロを食べたことが無くても、脂の乗った寒ブリやサーモン、チョコレートやクリーム、霜降り肉などの油脂のおいしさを知っている人は、この興奮を充分享受できる。

大正時代以前は、トロは脂っこすぎると敬遠されていたという。大正人にはトロの舞い上がるおいしさが感じられなかったのか。トロといえども、その気にならないとおいしくないのである。実験動物同様、好きになるのに少なくとも数回以上のチャレンジが必要であったと思われる。しかも、当時は一般に脂っこい食べ物は少なかったので、妙に脂っこい味として好きにもなれなかったのかも知れない。確かに、我々の子供の頃に、油ギトギトのラーメンが現れたら敬遠されたかも知れない。時代の味というのもありそうである。

江戸時代は脂の乗ったもどりガツオよりも淡白な初ガツオが好まれたという。江戸っ子は脂のうまさに中毒するほどこの手の脂を頻繁に食していなかったようだ。ウナギは好まれているが、これにはタレの甘味の助けも大きい。

現代人は高脂肪の食事を好きなだけ食べてきているので、脂肪に対する脳の快感の発生はより迅速に応答が成立し、かつ強力なものになっているようだ。一旦この方向に進みはじめてしまうと、ますます油脂好きがエスカレートする。一部の人に見られるマヨネーズに対する行き過ぎた嗜好なども構造は同じである。マヨネーズが今ほど一般に好まれるようになるまで、二〇年ほどかかったという説がある。個人の好みも時代によって徐々に加速されていくようである。

†薬物の報酬や依存も本能をくすぐる

薬物の快感はおいしさの強化回路で述べた側坐核からのＧＡＢＡニューロンによる抑制を解除することが共通である。広い意味で、食物にやみつきになることとメカニズムに大きな違いはない。脂はヤクであるという著者の表現はここから来ている。まっとうな栄養素の裏付けがある食品のおいしさと、栄養素などないのに快感刺激だけがある薬物を同一視してはならないという考え方もある。これももっともである。

嗜好性の高い食品に対する報酬効果という概念は薬物に対する類推から来たものである。やみつきになるという言葉も古くからあった。代表的な興奮薬の一つであるコカインは快刺激が忘れられなくなる。しかし、薬が止められなくなるのは、むしろ禁断症状の恐ろしさから来る負の強化の面の方が強いと考えられている。快刺激の方は、嗜好性の食物の快刺激のモデルと共通でもあり、腹側被蓋野から側坐核に向かうドーパミン神経に関わっている。ドーパミンは用が済むとシナプスから再び取り込まれてそれ以上の過剰な信号を抑制する。コカインはこの再取り込みを阻害する。するとドーパミン刺激はどんどんエスカレートし、これが快感をさらに高める。依存も高まる。

モルフィネはケシから採れる麻薬である。モルフィネはオピオイド受容体に結合してやはり腹側被蓋野に作用するが、直接ではなくてGABA神経の活動化抑制によってドーパミンの神経を強化する。抑制の抑制は強化というわけである。さらにドーパミン受け取り先の側坐核でも、GABA神経ニューロン上のオピオイド受容体を刺激してGABA神経の出力を抑制する。これが薬物強化に繋がる。ちなみにモルフィネの作用部位とおいしさ物質であるβエンドルフィンの作用部位とは同じである。本来はβエンドルフィンを介した快感のシステムに、ケシの麻薬であるモルフィネが横はいりしたのである。横はいりのくせに作用は強い。

アルコールがほろ酔いの心地よさを与えてくれるのは、大脳皮質が適度に麻酔され、快感欲求を厳しく封じ込めていた抑制が外れるからと一般には説明される。中高年になるとしばしばこの解放感にやみつきになるのはご承知のとおりである。あんまり理性の麻痺が進むと欲望のままに行動する事態となってしまうこともご存じのとおりである。人によってはアルコールが手放せないほどの依存症を起こす。

抑制が外れるというと例のGABAが思い出される。アルコールはドーパミン神経上の受容体に結合してドーパミンの作用を強化すると同時に、GABA神経上の受容体に作用してGABA神経を抑制する。快感の発生である。いずれの神経も腹側被蓋野の尻尾の方から前頭前野にドーパミン刺激を与える。

食品のやみつき感や舞い上がるようなおいしさが、薬物の快感とそれほど違わない。しかし、怖ろしいものではない。脂や砂糖は神経ニューロンに直接作用するものではなく、視床下部や大脳皮質を介した秩序正しい信号である点が根本的に異なる。

食物をおいしいと思う感覚は本来の脳の機能なのである。薬物はその作用を偶然に強く刺激してしまう無法者である。食物は薬物ほど強烈に腹側被蓋野に作用しないため、ドーパミンの出方も強くない。幸か不幸か快感も適度であり、快感を強化する作用も依存性も強くはない。どれほど印象的なおいしさであってもレストランを出る頃には幸福感はうんと弱くなってしまっている。その程度の快感に過ぎない。コーヒーなどの嗜好品の快感も薬物ほどには強くはない。

第４章

現代人の食べ方

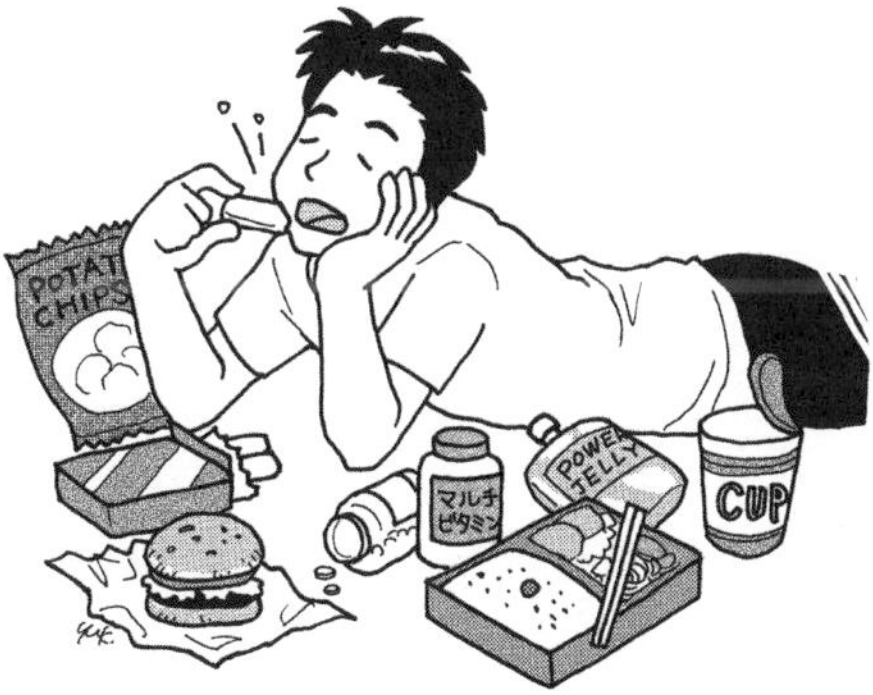

†本能から見た辛味ブーム

韓国料理のブームが浸透して久しい。一九八〇年代には時ならぬ激辛ブームが一世を風《ふう》靡《び》した。トウガラシのカプサイシンが副腎髄質からアドレナリンを放出することが明らかになった。アドレナリンによるエネルギーの消費促進がいわゆるダイエット効果を持つのではないかという期待が第一次激辛ブームの火付け役になった。

「マスコミで盛んに取りあげられました」

「女性週刊誌だけでなく男性週刊誌も」

若い女性はレストランやうどん屋さんにマイトウガラシを持参し、真っ赤になるほど盛大にぶっかける行動がニュースにもなった。せんべいなどに真っ赤な一味とうがらしを振りかけたものも登場した。当時は、珍しさもあって、おっかなびっくりで食べたものだ。冒険心に溢れる人が顔を真っ赤にしながら平静を装って食べる光景も見られた。カレーの激辛も我慢大会であった。

しかし、昨今は辛味嗜好がすっかり定着した感がある。我慢を見せるために食べるものではなくなった。むしろ辛さがおいしさの中に定着してきた。キムチやタコス、石焼きビビンバ、麻婆豆腐や火鍋、トムヤンクンなどある程度の辛さがないとものの足りない食品や料理も増えてきた。

「確かに辛い料理が増えてきましたね」

「汗が出るから痩《や》せると信じている。私は」

「ダイエット効果は別にしても、辛さはおいしいですね」

かつてはきわもの扱いされてきた辛味が、おいしさに堂々参入してきたのである。日本人の舌や脳が変わったのであろうか。

辛味が好きと言われる韓国人やタイ人などが本当に辛味そのものが好きという証拠はない。試しに唐辛子の辛味成分だけを溶かした液を飲んでもらうと、「辛い」と言って嫌がるに違いない。実際、辛味溶液を実験動物に投与し続けても、辛味溶液を好んで摂取する結果は得られていない。辛味はやはり好ましくない味なのである。美味しさの快感に辛味（痛み）が結合した場合にのみ快感の好ましさが増すのである。

韓国の人は辛い味が好きというのは正確ではない。彼らは、おいしい料理に辛い味が付いていても平気なだけなのである。あるいは、辛い味が付いていると料理が余計においしく感じるのである。いつもの料理に辛さが欠けると不満足を感じる。辛い味が単独で好きなわけではない。あくまでも彼らにとっておいしい料理は辛いのである。

これは次のように整理されよう。料理の味付けに辛味を使うことによって、独特の味わいが生まれる。これは誰にとっても辛いのであるが、食べ慣れるうちに次第においしさと辛さが一体となってしまう。辛さが分かちがたくその料理のおいしさの一部になるのである。このような料理が増えると、辛味はおいしさを引き立てるための共通の味わいとなる。そして、どのようなものでもおいしいものには辛さが欲しくなる。

どんな料理でも醬油の風味が欲しい日本人がいるのと同じである。醬油だけを飲んでそれほどおいしいとは思わない。塩辛い。しかし、刺身や寿司はもとより、天ぷらや煮物、焼き物、炒め物など多くのおいしい料理に醬油の風味が使われる。つまり、醬油の風味がおいしさの中に組み込まれている料理が非常に多いのであって、醬油好きの日本人が醬油を好んで飲むわけでは決してない。

料理のおいしさなしでは調味料の風味は存在できないことになる。はじめにおいしい料理があって、これに民族に独特の調味料が使われるようになる。最終的にはおいしさに調味料の風味が分かち難く浸透して民族の味と見なされるプロセスである。

では、どうして韓国やタイの好みが唐辛子で日本は醬油やワサビなのか。あるいはベトナム人や中国南部の人は香菜《シャンツァイ》の臭いなのか。古代ローマ人はなぜ臭い魚醬であったのか。その理由はわからない。いずれの地域の人も、醬油や香菜など何か特別な匂いに中毒しているように見えるのは確かである。その風味が感じられると何でもおいしくなる。その風味がないともの足りない。特別に選ばれた調味料は、その風味によって脳の報酬系を強化していると表現できる。美味しさのそばにいつも存在している風味だから、その風味が美味しさの判断の手がかりに変化するのであろう。このようなことが成立するのは、子供の頃から親が栄養価の高いおいしい料理に民族の風味を付けて与えるからであろう。幼少からの刷り込みが脳に記憶されると考えられる。コリアンダーのように日本人にとって最初は不快な風味でさえ、幼少時からあるいは長期的な刷り込みによって脳内での美味しさの手がかりの信号になるとしたら興味深い。

日本では、今まさに辛味の脳への刷り込みが完成しつつあるのではないかと言える。辛味がなんとか許せる味から美味しさの手がかりとして機能し始めたのである。韓国料理のブームが続くことによってこの脳の経路はますます強化されるはずである。

†ラーメンブームにも本能の影がちらつく

私は非常なラーメンファンというわけでもないが、出張先などでたまにラーメン屋に立ち寄ることがある。地域性があってなかなか面白い。マニアの学生たちからもさまざまな情報が入ってくる。京都はラーメンブームの火付け役を担った地域の一つであるらしい。京大農学部のすぐ近くにある「銀閣寺ますたに」はブタの背油を入れた濃厚なスープで有名な老舗ラーメンである。「ますたに系」として日本のラーメンの系譜に名を残している。

ラーメン講座を開くつもりはない。ブタの背油がブームの火付け役になったことに興味があったからである。ラーメンに背油を足すのは本能の快感を刺激する鋭い手段であったことに感心する。これがブームの火付け役になったとすれば至極当然と言える。風味のある油の添加によって本能的な報酬が得られるのである。

一時は、ラーメンのスープには油が大量に浮くのが当たり前であった。冷やせばスケートリンクのように表面が固まってしまうであろうと思われるものも少なくなかった。行列のできるラーメンなどという言葉も生まれた。油だけではもちろん限界があるので、次第につゆの濃厚さや味わいの深さにも興味が移っていった。今では、油の濃厚で押す攻撃型ラーメンと、だしの深い味わいで勝負する新世代ラーメンの両者が共存する。時には、虚をついたようなあっさりした和風とも思えるつゆを前面に出すラーメンも現れた。

油から濃厚なだしあるいは和風のだしと振幅の大きいラーメンつゆである。しかし、これを脳の快感という視点から見ると同心円上をぐるぐる回っているとしか思えない。油とだしはともに脳を刺激する快感の代表選手だからである。油からあっさりしただしにスライドしたら、それは大きな変化のように思われるだろうが、快感を発する食材の間をぐるぐる回ったに過ぎないのである。ラーメンファンは、やはり強い快感欲求型であることは疑いがない。本能の欲求に忠実であるという表現もできる。

実は、現代人の好きなものはほとんどが強い快感発生型の料理なのである。あっさりした蕎麦も快感をもたらすだしのつゆがなくては満足できない。蕎麦には、本能の快感を抑制する我慢の美学のようなものが感じられるが、そのぶん中高年のファンが多いのが特徴である。

†お菓子で食事をしはじめた現代人

食事にお菓子を食べる人がいる。それもかなり多そうだ。いわゆるダイエットしている人なども、おいしいお菓子を少しだけ食べることで満足感を得ているらしい。当然ながら、菓子は小さい。水分含量が低いものが多いので、重さの割にはカロリーは高いが、それでもたくさん食べたという罪悪感も少ない。

「少量でも鋭い満足感があるのよ」

「人工甘味料を選べば意外に低カロリーだったりする」

お菓子は快感発生型の食の典型である。甘味は快感である。乳脂肪やクリームももちろん快感である。甘味と脂肪の組み合わせは強烈な快感となる。脳もこれには弱い。

醤油やダシのうま味もある。日本伝統のおかきやあられ、せんべいは醤油やだしの味わいが快感である。せんべいが餅の変形であるとしたらご飯もお菓子に繋がっている。うま味、油脂、砂糖という脳の報酬系の快感要素のすべてがお菓子に含まれている。

お菓子はこれにさまざまな食感が加わる。色彩も楽しい。形や包みの意匠も力が入っている。おいしさの要素が小さい中に凝集している。食べる快感をすべて満たしているお菓子は食の未来の形なのかもしれない。私は死ぬまでお米のご飯を食べ続けたいけれど。

「朝食はヨーグルトかプリン」

「三食のうち二食はお菓子」

「ときどきお菓子を食べて、食事はほとんどしない。たまにスパゲッティーなど」

すでに、かなり先鋭的な食が出現している。もともと、朝食にパンとコーヒー食べ出したころから、お菓子食は始まっていた。御飯とみそ汁の時代から見たらパンもクラッカーもコーンフレークもみんなお菓子である。

「ヨーグルトやゼリーなどはかなり食事に近い。これにバナナ。一応、食事をした気にはなる」

「栄養素の表示があるものを昼食代わりにする。錠剤よりもましでしょ」

たしかに、食事とは何かが崩れ始めている。一家が食卓を囲んで手を合わせて「いただきます」と声を揃える時代は終わりつつある。立って食べる、しゃがんで食べる、寝転がって食べる。何でも有りである。

三分しかない時でも食べられる。包みや箱をゴミ箱に捨てれば後かたづけなし。

「すごいスピードで新製品が出る。飽きない」

「軽いし、腐らないし。おしゃれだし。授業中以外いつでも食べられる」

「電車でスパゲッティーなんか食べられないものね」

食事の面倒なところが一切ない。しかも食の快感が発生するとなれば、未来の食事のかなりの部分がお菓子食になる可能性がある。カルシウムや繊維もかんたんに配合できる。ゼリー食や栄養ビスケットのような、栄養素の裏づけがあるものは特に強敵である。

お菓子にはタンパク質とデンプンが少ない。この点が食事とはかなり違う。そこで、デンプンのカロリー部分は油脂と砂糖に代える。さらにチーズやミルクや豆のタンパクを濃縮したような菓子であれば、食事との境界線を怪しくするようなものができあがる。

「サプリメントよりもいいでしょ」

現代人の先鋭的な脳は菓子を食事と見なしはじめている。少なくとも朝ご飯の主流は遠からず今で言うお菓子に変わるだろう。

「私は朝からご飯とみそ汁と漬け物と納豆が食べたい」

「朝から焼き肉を食べたいというのと同じくらい理不尽。そんな時代が来るわ。きっと」

昼食もあぶない。善悪はさておいて、そんな時代が来るのは遠くないように思う。

†情報を駆使した現代の食品開発

私たちは食べ物の味や風味を基にしてうまいかまずいかを判断しているつもりになっているが、実は、それ以外の情報の影響を強く受けている。情報のバイアスが色濃くかかっている判断とも言える。情報に取り囲まれた現代人は許せる範囲の味であることを味覚で確かめ、うまいかまずいかの微妙な価値判断は外部情報に依存している傾向が強い。

これをやや極端にまで誇張するならば、ヒット商品を作る一つの方法が一般論として考えられる。

「将来、食の関係で独立したいんですけど、ヒントになるかな」

まず、基本になる味や風味は可もなく不可もなく程度がいい。味が濃すぎておいしすぎたら飽きが早い。味や風味にマイナスの要素があったら絶対ダメである。反射的に拒否される。ほどほどのおいしさが望ましい。

「インパクトが少ないと、コンビニですぐ撤去される」

最初からコンビニなど狙っていては、まともなものはできない。まずは、じっくり時間をかけて浸透を図る。この間のがまんが必要である。ポカリとか大売れした商品は潜伏期も長かった。

次は、これにどこかはっきりした特長を持たせる必要があるが、違和感があってはいけない。特徴のある風味とか、食感が快適で独特とか、これらが記憶や識別の特徴となる。

「そういえば、特徴のないものは消えていきますね」

「ひどい味も二度と買わない」

栄養素が極端にアンバランスなものは避けた方がいい。食べ続けると気持ち悪くなるようなものは生理的な拒否である。絶対に嫌われる。ある程度のカロリーのあるものが受け入れやすい。カロリーが全くないのはリスクが大きい。

脳の高次の判断は、美容上も健康上もノンカロリーを歓迎する。

「いくら食べても太らないなんてサイコー」

しかし、満足感や食欲を司る古い脳が不平を言い出す可能性がある。

「インパクトが足りない」

「ものたりない」

「コクがない」

脳が不満を言う。旨さと低カロリーのどちらに傾くかは、個人の本能と理性のバランス次第である。カロリーが高すぎると、高次の脳から美容や健康に対する不安がたかまる。総カロリーや塩分含量、添加物など、高次の判断機構の逆鱗に触れやすいものは目立ってはいけない。そのかわり、高次の判断部位は健康に寄与するというふれ込みには弱いから、これを刺激することは極めて有効である。

「となりのおばさんなら、いちころね」

次は外的情報である。あらゆる媒体を使ってコマーシャルをかける。味や風味の信号が歓待されるように、脳内の雰囲気作り、あるいは地ならしである。期待感を高めねばならない。皆が食べているという安心感と横並び感を刺激するのも有効である。健康にいいと言えればさらにすばらしい。CMは麻薬的に有効であろうが、CMを止めたらとたんに売り上げが低迷するのは、商品そのものに納得させるパワーや引っかかりがなかったと言わざるを得ない。脳の雰囲気作りと商品のマッチングがうまくいかなかったと言える。

「生理的な実感がなかったのでは？」

健康や身体の快適を謳うものは実感がないと弱い。たとえ、本質的な作用の実感ではなくとも、何らかの身体で感じるものがなければ健康を謳っても信用されにくい。体脂肪が燃えるというならば少しぐらい熱くならないと実感につながらない。少しぐらい熱くなっても脂肪はなかなか減らないけど、期待感に繋がる。

脳内の好ましい雰囲気を維持するための戦略がいわゆるブランドマネージメントである。記憶から好印象を消さないために顧客の記憶の管理が必要である。時々サンプリングしてチェックすることも必要だ。

「消えそうになったら?」

コマーシャルを打つ。

時代が求めているものというのは、妙にシンクロしている。一つのものに向かって国民全体が動き出す。なにか、全国レベルの事件や話題が常に国民全体の意識の深層に影響を与えているみたいだ。

「どうすれば感じられるのですかね」

完璧なテレビっ子は時代を肌で感じているかもしれない。テレビの情報量は大きい。ターゲットが決まっていればそれと同じ生活をして、同じ漫画や雑誌を読んで、同じものを食べて、皮膚感覚を鍛えるしかない。そのうちテレパシーのような声が聞こえてくるかも。今流行のオタクというのは局所の皮膚感覚が鋭そうだ。イワシの群のように一挙に動ける。何かの分野で使えるかも知れない。

食品ならば安心感や健全性が基調になるとしても、時代の先端・冒険・郷愁・癒し・安らぎ・楽しさ・孤独の喜び・大人の自分・独創性・自分の原点・未来・などなど、世間の求めるものは毎月変わる。耳を澄ませるしかない。時代と全く同じ感覚を持ちながらそれを意識やイメージにまで引っ張り上げる能力が欲しい。

「難しそう」

高次の脳は際限なく気まぐれに新概念を作り続けているので消費者とマーケッティング担当者とのあいだで脳の連合野同士のイメージ創造力が競われている。

†作り手を知ってる安心

表示の徹底や規制の強化にくわえ、トレーサビリティーも食の安全を確保するためには有効である。「無茶をするとバレてしまうぞ」という抑止力になる。生産者にそのような緊張感を与えているというのが買う側の安心感に繋がる。現実的にはこのような方法を徹底することによってある程度の安心が確保されよう。

しかし限界もある。これらの手段だけではなかなか真の安全・安心には到達できない。脅しだけでは生産者の心までもとらえられないからである。どのようなものが安心かと言えば、家庭菜園で親が手作りした作物は安心できる。親戚から送られてきた魚の干物は安心できる。親しいご近所が届けてくれた大根も安心できる。食べる人間に好意を抱いている関係があると安心なのである。写真入りの生産者の顔が着けられた米ならばまあ、少しくらいは信用したくなる。ないよりもずいぶんましである。

一方、いくら生産地や製造日時の詳細な表示があっても、遠い外国のものは少し心配である。特に、規制の網の目をくぐって怪しげな生産物を輸出しようとする悪い業者も多い。そんなうわさの国のものは避けたくなる。人情である。食べてくれる人のためを想って作られた食べ物という大切な安心情報が欠けている。

表示や規制やトレーサビリティーだけでは安心しきれない部分。それは、良好な人間関係という安心感である。これを担保する情報がなくてはならない。食べる人に対して好意を持って作られた作物は安心できる。したがって、消費者を向いてほほえんでいる農家の写真は、充分ではないが、好意の情報ではある。

生産者の顔が見えるというのは、作物の戸籍がわかるという意味だけではない。消費者に対する生産者の好意が見えるという意味である。だから収益だけで作られたものは不安である。消費者はしばしば、一円でも安いものに群がる。ここに好意を持たない生産者がつけ込む隙がある。

ある程度の安心を得ようと思うならば、それなりの対価を払わねばならない。生産者が生きてゆけないほど買いたたいたものを捜しながら「安心が欲しい」というのは欲張りである。生産者が生きてゆける対価を払ってこそ消費者と生産者は共存できる。

結局は作物を介した生産者と消費者の相互の人間関係が醸成できるかどうかに真の安心がかかっている。そのような情報が望まれている。人間関係の希薄な現代社会といえども、真の安心は作物や製品を介した人間関係の中にあるというのは興味深い。

†その気にさせやすい風味

情報が味や香りに劣らず人間の嗜好を左右する力を持つことはこれまで述べたとおりである。現代人は情報にかなり依存しているので、人間の好みというのがあまりにも頼りないものであるという感じを受けると思う。確かに頼りない部分が大きいのだが、情報の力の及ばない根元的なあるいは極めて動物的な部分も存在する。ここでは、情報に大きく依存する現代人がまだ動物の名残《なごり》をとどめている部分について触れてみたい。

前の章では絶対的なおいしさがあるかどうか明らかではないと述べた。もしもそのようなものがあるならば遺伝子レベルで刷り込まれているはずである。人間だけではないが、脂肪と砂糖とうま味は確かに遺伝子レベルで刷り込まれている好ましい味である。人間も動物もそれらに執着する。

私は日本のダシのおいしさに中毒しているようで、一週間もアメリカ出張が続くと、うどんや蕎麦や天丼が食べたくて仕方がない。

「かなり重症ですね」

帰りの国際空港ではしばしばそのような日本人向けにうどんや蕎麦や玉子丼などを売る店が見られる。もちろん、同好の士が店頭を取り囲んでいる。いくら国際時代とかグローバルとか言っても、日本の中高年の多くはだしのうま味なしでは生きられそうにない。情報などでは揺らぐことのない生理的とも言える嗜好である。

上海では、吉野家の牛丼店が日本人観光客で繁盛しているのを見た。牛丼の油脂と甘味とうま味のハーモニーが忘れられないらしい。中国産の牛肉を使っているのでBSE騒動とは無縁であるにしても、牛丼の懐かしい旨さの前では、BSEの心配などはかけらも存在しない。

薫製《くんせい》の風味も世界中にある普遍的なおいしさである。

「割とかんたんに何でもおいしくなるんですよね」

「チーズでも卵でも、魚でも、なんでも薫製が可能ですね。何故おいしいんだろう」

なぜおいしいのか誰も合理的な説明に成功していない。薫製はけむりでいぶした香りであり、人間の火や煙に対する受容性が現れている。煙の香りがおいしさのてがかりの一つになっている。そうはいってもおいしさを説明したことにはならない。

薫製の技術は食品の保存性を高めるために用いられてきた。フェノール化合物を中心として無数の香気物質の複合である。主要なものだけでも一〇〇種類はゆうに超えるであろう。もとは保存性を高めるためのものであったが、今日のように冷蔵物流が発達してきて本来の保存技術としての役目を終えてもなお残り続けているおいしい風味である。世界中のさまざまな地方で、薫製がつくられ賞味されている。ものすごい種類である。人間はこの煙の匂いが先天的に好きなのであろうか。興味深い研究課題である。

発酵は日本のお家芸であり、さまざまな発酵・醸造が行われている。しかも、どれもおいしい。日本の味噌・醬油は日本人には必需品である。発酵させる処理が極めて好きな味わいを作り出すのである。アミノ酸や核酸などのうま味の寄与は大きいが、それだけでは説明しきれない。一般に発酵食品の匂いはくせが強い。慣れない人ならば拒否したくなるようなものも多い。しかし、このくせの強さが好きな人にとってはやみつきになるのである。人間の好みの深い淵のような部分が発酵食品にはあるように思われる。

発酵で生じる匂いにはくせの強いものが多いのは事実であるが、匂いには元々優劣などはないと考えられている。子供の頃から食べ慣れたおいしい食品の経験の匂いは、たとえ腐敗のように他人には感じられても違和感は少ない。むしろ、おいしさと結びついた好ましい匂いになる。栄養価がおいしさの基礎になる。おいしい食品の匂いは好ましい匂いとなる。発酵食品が伝統食と言われるのは、経験のないよそ者には理解できないほどの奇妙な匂いさえ旨く感じるというメカニズムのためであろう。

他にも世界中の人々が口を揃えておいしいと言う食材や食品加工技術がいっぱいある。しかも、それがなぜおいしいのか充分に説明が付かない。本能とでも言うしかない。人間の情報の届かない場所に、本能が好むような風味や味の感受性が今も存在している。

†好き嫌いの始まりは些細な偶然？

人間の好き嫌いの原因の大半を占めていると思われるのが味覚嫌悪学習。食べ物を食べたあとで消化管のむかつきなどの不快感が生じると直前に食べた食品の味を嫌いになる。そんな不思議な現象を指す。ネズミを使った実験では頭を回転させてむっとした感じになる不快感でも同様に起こると言われている。消化管の不快が嫌いに結びつくことは、ガルシアという研究者が発見した有名な行動学の現象である。

特に、食経験が乏しい食品に対しては味覚嫌悪刺激が成立しやすい。不安な気持ちに強く作用するからである。

「食べ物なのか、そうではないのか。毒だったら大変だけど」

そのような不安が、消化管の不快と味とを結びつける。

反対に砂糖の甘味のように日常食べ慣れていて生きるためには重要な栄養素である場合

には、嫌悪感が持続しにくいという。

やっかいなことには、ある特定の食べ物が消化管の不快感の直接の原因ではなかったとしても、疑われる場合がある。ぬれぎぬである。偶然そのタイミングで食べた場合である。特に、あまり食べ慣れないものであった場合などには味覚嫌悪学習は顕著である。

「それは、ひどい」

微生物検査が行われるようになったのはそれほど大昔ではない。消化管が不快でむかついたら、

「疑わしきは罰せよ」

それが脳の好き嫌いの論理だ。

一見不思議ではあるが、実は随所にその影響が見られる。消化管のむかつきに嫌悪が対応するのには意味がある。動物には安全の情報がない。食経験のない食べ物らしきものには警戒する。このようなときに、食べたあとで消化管を中心とする不快感が生じたら、その食べものは安全ではなかったと言える。その味をしっかり覚えておいて次回からは食べない。気分が悪くなった経験をしてもなお食べ続ける懲りない動物がいたとしても、そんな警戒心のない動物は中毒して死に絶えているだろう。

消化管のむかつきがもっとも嫌悪に結びつきやすい。中毒ではなくてもむかつき感はよ

く利用されている。食べ過ぎたときに軽いむかつき感が生じるのも、食べるのを止めさせる最も効果的な感覚であると脳が知っているからである。胃が大きく膨れたときも胃から脳へ繋がっている神経が働いてむかつきが生じる。たくさん食べて消化管ホルモンが大量に出た場合にも神経を介してむかつき感が脳を刺激する。いずれも、

「もう、食べるな」

という信号である。

動物にとって安全な食品を判断するのに消化管の不快感が最も適当である。実際、食物を摂取した後、その味や匂いの記憶が一時的に脳内に蓄えられる。その後、数時間以内に体調の異変が起こったら味や匂いの記憶が呼び戻される。怪しいと疑われた食べ物の姿や味や匂いの記憶とすりあわされ、以後、嫌いと言うレッテルが貼られて記憶されるのである。多くの研究者の動物実験から、味とむかつきの間隔は最長五、六時間あっても嫌悪が生じることが明らかにされている。

また、このような嫌悪学習が繰り返されたならば、強固な嫌悪に発展し、その食べ物を全く受け付けないほどに強くなると言う。

子供も大人も嫌いな食べ物がある場合、その原因はこの味覚嫌悪刺激であることが多い。牡蠣に中毒して七転八倒した経験のある人が牡蠣の味を嫌うのもこのためである。生の牡

蠣は嫌いだが牡蠣フライなら許せるなどという変な人がいるのも、中毒したときに食べた生の牡蠣の味や風味の情報が鮮明に記憶されていると考えれば納得できる。この人にとって牡蠣フライは生の牡蠣の情報を持たない別の食品なのである。

消化管のむかつき感が嫌いの原因というのはいかにも動物らしくて面白い。表示や消毒や衛生に敏感な現代の人間でも、道ばたに落ちている食べ物を口にして中毒すると嫌いになるという野生動物時代の防御機構が残っているのである。まだまだ人間も動物を脱し切れていない。

†新奇恐怖

野生動物は経験のない食べ物を怖がる。警戒してなかなか食べようとしない。好物であるはずの脂を実験動物に与えても、初日は少ししか食べない。二日目三日目と徐々に摂取量が増してゆき、やがて満腹するまで食べるようになる。

訳のわからないものは恐ろしいという、安全性の確認がとれるまでの文字通り恐怖の感覚もある。さらに、この食物が、自分にとって価値のあるものなのかという値踏みの期間でもある。油脂や良質のタンパク質のような価値の高い食物は、消化吸収された後にエネルギーの獲得や身体器官のタンパク質合成が高まるなどの好ましい状況が確認されると警戒感が解かれることになる。

新しい食品に対する恐怖は人間の子供でも見られる。ある時期の子供は、手当たり次第に何でも口に持ってゆく。食べ物とそうでないものを学習する過程であると言える。扁桃体は生物的な価値を判断する脳の部位であるが、扁桃体を破壊した動物は何でも口に入れるという。

扁桃体による食の理解が進むと、子供は見慣れない食べ物を警戒する。こどもに健康を願って親が野菜や栄養価の高い食べ物を食べさせようとしても、なかなか受け付けてくれない。こんな場合、子供に安心感を持たせる必要があるのだが、最もいいのは親がおいしそうに食べることである。

野生動物でも、新奇なものに対する恐怖心は強いが、親がおいしそうに食べている食べ物は例外である。親の餌を子供が欲しがる。口移しで与えてくれる餌に雛《ひな》は何ら警戒はしない。

新奇恐怖は子供だけでなく、大人にもあるのではないかと思う。新しいものにチャレンジしたがる大人もいるが、経験のない食品に極度に慎重な大人もいる。こういう人を食べず嫌いと言うが、食べたことのないものは嫌いなのが本来の動物の姿である。食べてみたら案外おいしかったり栄養素に富んだ味わいがしたりすると、次からは嫌いではなくなってしまう。いわゆる食べず嫌いが激しい大人の行動は動物としての新奇恐怖の名残であろうと思われる。

†飽きる――食品研究の最大の謎

飽きるというのは脳の作用であることは間違いない。しかし、そのメカニズムはよくわかっていない。未解明の問題である。

「おおぅ、すごい、ヒラメと鯛の活け作り、アワビの刺身、甘エビとボタンエビの磯づくし」

これが三日続いて最後はギョーザ定食が食べたくなった経験がある。

「もったいない。新鮮な魚介類が山盛りなんて贅沢な」

「ギョーザ定食なんていつでも食べられるじゃあないの」

本当に、『魚介は飽きた』と実感した。しかし、京都に戻ったらすぐにまた食べたくなったけれど。

いくら好物でも同じものを毎日食べさせられたら飽きてしまう。しかし、ネズミにはそのようなことはない。ペットフードのような固形飼料を彼らは一生喜んで食べ続ける。同じ餌を食べさせれば必要量だけ食べて同じ体重増加を示す。飽きることはないように思える。機械仕掛けのような食行動である。

「人間は小さな飽きを繰り返しながらだんだんその食品を好きになる」と言われている。小さな飽きは、同じものを食べ続けない脳の摂食抑制信号である。同じものばかり食べてはリスクが大きいという警告だと考える研究者もいる。栄養素のバランスが悪い食品を食べ続けると飽きやすいと考える研究者もいる。あまりにおいしすぎるときに、反動のように飽きが生じると表現する人もいる。

同じものばかり食べるリスクを回避するために前日や前々日などの料理を覚えている部位が脳のどこかにあるのかもしれない。京大霊長類研究所の上野吉一先生はこのような食の記憶と類人猿の脳の発達とのあいだに関係があることを示唆している。

同じものが続くと摂食行動の鍵を握る視床下部に食欲を阻害する信号が発せられる可能性もある。人間や大型のサルのような飽きはネズミでは見られない。実験用のネズミは固形の合成飼料を食べ続けて飽きることがない。体重も正確に増加する。人間や類人猿の飽きは、単なる栄養素の摂取とは次元の違う目的の、進化した大脳皮質を使った高次の戦略なのかも知れない。

ネコも餌に飽きやすい。突然にいつもの餌を食べなくなって飼い主を困らせる。吐いたりすることもあるので人間の飽きとは違うようにも思える。ペットフードの開発業者によると、ネコは古くなった餌の匂いなどに敏感で、餌の鮮度の変化にも違和感を覚えやすいらしい。ネコの飽きと人間の飽きとが同じメカニズムなのか明らかではない。

†食べ物の記憶は古い脳が基本

動物と共通の生命維持に関わる判断を行うのは大脳辺縁系を中心とする古い脳と呼ばれる領域である。扁桃体、海馬、帯状回、嗅球、嗅索、嗅内皮などが含まれる。三歳児あたりから人間っぽい新しい脳の発達に引き継がれるが、基礎となる昔の記憶が重要であることは疑いはない。

古い脳は人間の基本的な生命維持のために本能を操る役目を担っており、大人になっても働き続ける。「古い」と言うよりも「根元の」と呼びたい。最近では、高度に発達している大脳新皮質や新新皮質の働きを助けてより人間らしい脳を作るために重要と考えられている。いずれにせよ、三つ児の魂は食にも宿る。

母親のミルクを飲んでいた時代から次第に親と同じ種類の食物を与えられるようになる。新しい大人の食に対して幼児の消化管の機能も適応しなくてはならない。さまざまな代謝系の微調整も必要である。まだ、はっきりしない部分があるが、身体の代謝を制御している脳の部位がこのような適応にも関係している可能性がある。離乳食は適応を正しい方向に円滑に進めるためにも重要である。この時期に親の与える食物が将来の食の規準になるのは当たり前と言える。

人間の脳は最初にいっぱい神経を作ってしまうらしい。もつれた蜘蛛の巣のような状態から徐々に意味のある神経の繋がりを残すなどの整理を行うと想像される。脳神経の整理が進んで大人の好みに近づくのが園児、小学校の食生活と言える。この時期も大人の嗜好の基礎として重要であることは言うまでもない。

幼児期にどのような食事をしたか。本人の基本的な嗜好に及ぼす影響が大きい。成人してからも脳は常に与えられた環境に適応し続けているので幼児期だけが重要ではない。しかし、幼い食の記憶は根深いものがありそうである。

アメリカに生まれ、アメリカの食文化で育った人はどうか。アメリカの年寄りが年取ってから日本のあっさりした和食を好きになるようなことはない。年寄りらしい日本の食事を好むのは、若い頃から日本に住んだ人である。

「今日は暑いから冷たいそうめんであっさりと」

「取れたてのキュウリが具合よく漬かったから、お茶漬けで」

ある程度幼い時期に日本の文化として刷り込まれたものがあるように思える。

「身体がそのように出来上がっているから、ご飯がなくては生きられない」

筆者もその一人である。何を食べて育ったかは、成長してからのアイデンティティーに大きく影響する。

†刷り込み

はじめて見た動くものや鳴き声の主を親と見なすというのはある種の鳥類の刷り込みとして有名である。動物行動学者ローレンツ博士は刷り込み現象の命名者として知られている。博士を親と思いこんだ灰色ガン（Greylag geese）はいつも博士の周りから離れなかったという。有名な著書『ソロモンの指輪』の冒頭「やっかいな者たち」にはさまざまな動物と一家の親密な（？）交流がユーモラスに書かれている。家の中で傍若無人に振る舞う動物たち。これを読めば生物学者になりたいと皆思うだろう。動物の後始末も大変である。生物学者の奥さんにだけはなりたくないと思う人もいるかも知れない。

生きてゆく上で重要で便利な行動を刷り込みとしてセットするのは動物の知恵であると言える。明らかな刷り込みが観察されるのは特定の鳥類などに限られる。いわゆる高度に進化した動物では顕著ではない。

「じゃあ、人間には刷り込みはないいんですか」

鳥類ほどの激しい思いこみはない。もしもそんなことがあれば、全国の子どもたちは産科の先生や看護師を親と思うようになるだろう。

しかし、刷り込みとは呼べないまでも、人間の食行動には初期の体験が後々まで強く影響する場合もあると考えられる。幼児期の食事が後の嗜好に影響する。例えば、離乳期前後のネズミにだしの香りのする餌を与えると、大人になってからそのネズミはだしが好きになる。

京都大学の山田・川崎らは妊娠ラットの餌にカツオだしの粉末を混ぜて食べさせた。生まれた子供が離乳するまで、このカツオだし風味の餌が与えられた。その後、母子ともカツオだしの香りのない通常の餌に戻して子供が大人になるまで飼育した（ラットの離乳は生まれてほぼ三週間で完了するが、子ラットは二週間目前後から徐々に親の食べている餌を口にし始めるようになる。この時期は子ラットによって違いがあるため、すべての子ラットに離乳期の最初の餌からカツオだし入り餌を与えるためには、母親の分娩前から目的とする餌を与えて母子が違和感なく離乳できるようにする必要がある。授乳中の母親は神経質で突然餌を変えることは難しいという理由もある）。大人になったラットは、離乳までの短い間しかカツオだしを含む餌を食べなかったのにもかかわらず、大人になってからもカツオだしの風味の餌を特に好んで食べた。母親の代からカツオだし粉末入りの餌を食べているのだから、胎児期の胎盤や母乳からカツオだしの風味が子供に移行したのではないかという可能性は残されている。実際にガーリックに対する嗜好は、胎盤や母乳を介して子供に母親が食べたガーリックの風味が伝えられるからではないか、と考える研究者もいる。しかし、カツオだしの風味の成分は複雑でそのまま移行するとは考えにくいことや、ラットから採取した母乳にはカツオだしの香りは全く感じられなかったことなどから、胎盤や母乳よりも離乳食の影響が大きいと考えて間違いはないだろう。

「離乳期の記憶が大人になっても残っているのですか」

「刷り込み、みたいですね」

少なくとも重要なインパクトを与える学習と言えるだろう。油脂とカツオだし溶液を選択摂取させると、カツオだしの方をたくさん飲んだ。

「かなり、カツオだし好きになってますね」

離乳期は親のミルクから大人の餌に食べ物が変わる激動期である。これからどのような餌を食べてゆくべきか脳の中に情報を蓄積してゆくスタート地点となる。すべては新しい食物である。

親が食べていたものなどはとりあえず許せる。同じものを食べて危険である可能性は低い。スタートの時期に食べて安全で栄養価も優れていたものは、重要な食物として鮮明に記憶される。食経験が浅いので、インパクトは大きい。子供に味覚を戦略的に刷り込むならば、幼い時期が効果的である。

カツオだしの餌を経験したラットの記憶に残っていたのはカツオだしのうま味ではなくてカツオだしの風味つまり匂いだった。幼児期にカツオだしを経験して好きになったラットと、未経験のラットの摂取行動をテスト溶液の摂取量で比較したところ、だし経験ラットでもカツオだしと同じアミノ酸組成に調合したうま味溶液の摂取量が特に増加することはなかった。ところが、カツオだしの風味を添加した液に対しては幼児期に経験したラットのみが、高い嗜好性を示した。幼児期の食の記憶には香りが重要であると思われる。

†離乳食は重要な刷り込みの場?

先にも紹介したように、人間には鳥類のような顕著な刷り込みはない。しかし、ある時期に食べた食物が嗜好の形成に強い影響を与えることはある。これを刷り込みというのは厳密には正しくないが、「一種の刷り込みのような学習」と呼ぶことにする。子供がはじめて食べる食事は離乳食である。最近のお母さんたちの多くは、離乳食はレシピを見て作るか、あるいは瓶詰・缶詰を買ってくるものと思っているようだ。親と同居する夫婦が少ないので、情報がないのはやむをえない。育児書には離乳食の解説が並ぶ。レストラン食のように豪華で、乳製品などがふんだんに使われている。

もっと上の世代に言わせると、これは奇妙な現象らしい。

「私たちの頃は、親が食べているものを子供に食べさせたものだよ」

みそ汁やご飯を与える。それが当たり前だと思う。親が食べているものを柔らかくしたりして子供に与えるのが動物の親である。動物は自分が食べたこともないものを与えるようなことはしない。まして、塩味のほとんどしないものを与えるなど変だと思わないのだろうか。

「へー、赤ん坊はうんと薄味でないと塩からすぎると思っていた」

塩分に対する味覚は生まれたての子供は不完全だが、これは授乳中の話。離乳時期にもなると親と同じ味覚感覚を持つようになる。だから離乳が可能なのである。親と同じ味覚を持たないのなら危なくて離乳できない。

離乳期を迎えた子供は塩気のないものでは満足しない。味気ない離乳食よりも親の食べているものを欲しがる子供が多いはずだ。過度に塩辛くする必要はないが、離乳食の味は親が納得できるものにすべきだ。昔はそうしてきた。そして何も問題はなかった。

離乳食によって親のテイストが子供に伝わる。親と子供が同じ味付けを共有することは大きな意義がある。

「どうしてなんですか、親と子供が違った好みでもいいいと思うけど」

文化である。親が食べているものを子供に食べさせることは、味覚文化の継承である。自分の子供が、異国の嗜好を強烈に持ったらさみしい。子供が親の食べ物を嫌う。親と子供が同じものを食べられない。親の世代が築いた文化と、いろんなところで齟齬《そご》が起きる。

食にはいろいろ関連することがあり単純ではないが、食に対する「一種の刷り込みのような学習」が起こる時期に、親と同じ味わいを共有すること。その利点は想像以上に大きそうだ。これを忘れたら、子育ての意義が半減する。

親の食べ物は伝統的な食事なのに子供は欧米の食材ばかりを食べるようになる。親と違う食事を始めたら、親の世代にはなかった新しいリスクを覚悟しなければならない。欧米の健康の問題を背負い込んでしまう可能性もある。社会の仕組みや食糧生産が新しい嗜好にうまく適応できないことも多い。現在の生活習慣病の増加や食糧自給率の低迷などはその影響が大きい。

†母乳が食品になる時期

離乳は乳児の身体や脳にとって一大事件である。母乳は子供を育てる目的で作られた食物であるから、ある時期までの子供にとって安全性も栄養価も全く申し分ない。一方、離乳期以降の食物は本来他人に食べられることを目的としたものではない。味や匂いに問題のあるものもある。消化の妨げになる物質を含むものもある。極端な場合は毒物もある。かなりの難物である。しかし、自分で餌をとれるようにならないと将来生きてゆけない。

「動物も大変なんですね」

「大人になるための試練だな」

このような植物や動物を消化して自分の身体に作り替えねばならない。母乳を飲んでいた頃と違ってうかうかとしてはいられない。

スウェーデンのルンド大学のピエゾノフスキーらは子ブタの離乳を詳細に検討した。面白い発見がなされている。子豚の離乳期はほぼ完全にプログラムされている。予定の時期を過ぎて親のミルクを与え続けても、離乳期が後ろにずれることはない。

離乳以前の子ブタでは、母親のミルクに対して膵臓から消化酵素を分泌しない。

「どうしてですか」

ミルクを消化すべき食物だと考えていないらしい。消化酵素を分泌するスイッチが入らない。ごく僅かしか消化酵素が出ていないことになる。

「消化酵素が出なかったら食べ物が消化されないのでは」

ミルクタンパク質は非常に消化されやすい。膵臓から消化管に分泌される消化酵素が非常に僅かでもある程度の消化が起こる。さらに消化管内壁の酵素などで充分分解される。

また、一部は未消化のまま体内に吸収されてから分解されるとも言われている。

離乳期が来ると事態は一変する。子ブタは母親のミルクに対して消化酵素を分泌し始める。

「突然、消化酵素が出るのはどうしてですか」

餌であると認識し始めたのである。異物を分解するための消化酵素分泌スイッチが入る。牛やヤギのミルクに対しても消化酵素が分泌される。離乳期を過ぎると、母親のミルクを食事と見なすようになると考えられる。

「いったい、身体の誰がそのような命令を出すのですか」

詳細はまだわかっていないようだ。離乳時期はＤＮＡにプログラムされていると考えられている。食物が消化管に何か刺激を与えてきっかけを作るのかも知れない。

ともかく、劇的な変化と言える。親の乳に依存する生活から自分で食事をする生活への変曲点である。見たこともないいろんな種類の食物を消化しなければならない。消化管の機能も全く変わる。

胃から運ばれてきた食物に対して、うまく消化酵素を分泌するメカニズムが働き出す。ミルクと比べると餌の消化性はあまり良くない。それにも対応できる身体が急速に出来上がる時期である。この時期に何を食べるかは消化管や脳に食物の情報を与えることに等しい。非常に大切である。

「人間の離乳期にもこんな劇的な変化があるのですか」

人間の子供の離乳がいつか、はっきりとはわからない。保健所では六ヶ月頃から離乳の準備が指導されているようだ。人間は、母親の産道に比べて新生児の頭が大きいので、あまり大きくならないうちに、やや未熟な形で生まれてくる動物であると言われている。離乳期も他の動物と同じとは限らない。

「下の弟は二歳を越えてもずっと母乳を飲んでいたと母から聞きました」

「与え続ければ母乳もかなり長く出続けると聞きます」

明確な答えはないようだが、人間は本来はかなりゆっくりと離乳するのかも知れない。しかし、ゆっくりであったとしても離乳する時期は必ず来る。子ブタほどではないにしても、ミルクから食物へ、胃や腸を中心とする消化管の適応が劇的に起こっていることは充分考えられる。

時期の問題はさておき、何を食べさせるかによって子供の消化管や脳にどの様な情報が与えられるかが決まる。離乳期を越えると口から入ったものは母乳でも食品である。動物として生きてゆくためには重要な転換である。これから、いろいろなものを食べてゆかねばならない。何が食物であるかを徐々に覚える必要もある。離乳期はそれほど大切な時期である。

消化管にとっては親が与える離乳食は最大の情報源である。離乳食を消化吸収してゆく間に今後の食事に対する適応が進んでゆくのである。さらに、どの様な味わいを食べてゆくかによって、日常的な味の範囲が決まってくる。その人間の好みの基礎が固まってゆくとしたら、いい加減な味のものを食べさせるわけにはいかない。こどもはもちろん親のものであるが、社会から預かっている部分もある。適切な食事は親の責任でもある。

†乳児には、「成長」だけではなく「文化」も

一般に、母親の最大関心は乳児の健康と成長である。発育が平均よりも遅れることは避けたい。乳児の見かけの成長は、食べた栄養素やカロリーが正直に反映する。たくさん食べたら体重は増える。成長も早い。

人生のスタートから他人に遅れをとるのは愉快ではない。まして、少子化の今日、親が子供にかける期待は大きい。母親は体重や身長が気になる。母子手帳には平均の体重や身長の増加曲線がある。参考程度であるはずなのに、これが母親のノルマのように重くのしかかる。

「すこし、体重の伸びが悪いようですね」

経験の浅い母親には、何気ない言葉が鋭く突き刺さる。

「私は乳児のころはすごく小さくて母親が心配したそうです。いまは大きいけど」

子供の頃の体格は大人になってからの体格とは必ずしも相関しない。しかし、育児中はそんなことは気がつかない。なにはともあれ大きいことは安心である。

身長や体重も大切である。しかし、他にも大切なものがある。親が背負ってきた文化を子供に繋ぐ基盤を育てる時期でもあるのだ。食の文化はその最たるものである。親は自分の選択で子供に食事を与えることができる。どのようにも味覚を育てられる。親は日本の食文化をしっかり子供に学習させることができたかを自問する必要がある。

「私のサプリメント好きは両親の影響です」

「父親の好物はラーメン・ギョーザと焼き肉でした」

「母親はケーキか羊羹が昼ご飯」

親が確固たる食文化を持っているかも重要ではあるが、ここでは割愛する。

人間でも地域や文化によって食事の内容は大きく異なる。子供の頃から経験していれば、地域の独特の食材や味付けも違和感なく受け入れられる。たとえ、子供の頃は嫌いであっても、親がうまそうに食べていた地域の食品は、いつのまにか食べていることもある。

「川魚のなれ鮨で酒を飲む友人がいます」

「それ、臭いんでしょ」

「彼の地元では皆が食べていると言うのだけど、よそ者の私は耐えられない」

親から伝えられた貴重な文化である。他人が真似できない好みを自然に持つことは文化の獲得である。

「祖父が魚の内臓のようなヘンなものを食べていたのを思い出した。母親は好きじゃあなかったみたいだけど。最近、居酒屋でそれを見つけた」

「三〇年がかりで食文化の継承が行われたんですね」

三世代が揃って食事をした時代には、食の文化は食卓を脈々と流れていた。祖父の味覚をなんとか、孫にも伝えられないものか。

†無国籍な離乳食は好みを無国籍にする

消化管の適応範囲はかなり広い。好き嫌いを別にすれば、どんな国の食事でも一応は食べられるだろう。消化管には適応能力はあるが、好き嫌いがそれを狭くしている。脳の好みで食べ物が選択されるのである。嗜好の形成は脳が受け持っている。離乳時期から食体験がスタートし、次第に基本的な嗜好を形作っていくものと思われる。

どんな食事を与えるかは、親の好みに依るところも大きい。親の価値観による部分もある。離乳食によって子供の脳は学習しているのだから、子供の好みは親の与える離乳食やその後の食事が大きく影響することは明らかである。

親は、フレンチやイタリアンあるいは中華料理にベトナム料理と意識して食べていても、基本に日本の味を理解している。しかし、子供の好みを決める大事な刷り込み的な時期に、脈絡のない料理をむやみに与えていいものか。毎日変わる万国旗のような料理。舌が無国籍になるのは当然である。

グローバルと言えば聞こえがいいが、味の基準となる自国の食文化の基礎を獲得できなかったのである。大げさに言えば、食によるアイデンティティー形成の大事な機会を奪うことになるのではないか。

第二次大戦後に子育てを始めた親たちは、わが国の文化に冷淡であったようである。敗戦の影響かも知れない。新しい外国の文化に飢えていたのかも知れない。

赤ん坊にレバーペーストやグラタンのホワイトソースやエスニックやバター・チーズ、コンソメの風味をさんざん与えて、

「さあ、明日からは和食で健康に」

そんな器用なことができるはずがない。もしも和食が好きな子供にしたかったら和食の味を与えるのが自然である。離乳期の子供は、大人になってからの味覚を探るために必死

なのである。

†人工的な刷り込みに見事成功したマクドナルド

人為的に食品の味を刷り込むことができたら食品メーカーも飲食店も大繁盛である。

「そんなこと、無理ですよ」

ところが、これにまんまと成功した事例がある。その一つは日本マクドナルド。ハンバーガー業界のみならずファーストフードの巨人である。方法は簡単。ターゲットを女子高校生や女子大生に絞ったという。いろんな理由があったようだが、最も興味深い理由は、

「一〇年、一五年したら子供を連れて戻ってくるから」

見事な戦略である。故藤田田《でん》氏は行動科学に則った戦略を駆使したと言えよう。親といっしょに来て、親がおいしそうに食べていれば子供は興味を持つ。もう、刷り込みは完璧である。

マクドナルド第一号店は一九七一年。筆者が大学に入学した年だからよく覚えている。今では店舗数四〇〇〇軒を越すまでに成長した。

二〇年もしない間にハンバーガーは日本の親子に浸透した。店舗数も対数的に増えた。ローレンツ博士も舌を巻きそうな動物行動学の戦略で刷り込みは見事成功したのである。

親鳥に餌を刷り込まれた雛たちは、バーガーが好きになる。

「ワタシたちは灰色ガンですか」

もうすぐ親ガンになって子供にハンバーガーを刷り込むに違いない。

同じように、学校給食なども格好の刷り込みの場ではないかと思う。特に小学校の低学年などは食体験が拡がる最中である。ここに食材を提供すれば、子供たちはしっかりと学習するに違いない。

私たちの年代の者が昔話をすると、小学校で食べた鯨カツを懐かしむ声が多い。家庭ではあまり食べなかったから、小学校で学習したものである。今食べておいしいかどうかわからないが、脳は食べてみたいと言っている。上海の朝の屋台で、湯がいた中華麵に油や香味野菜を和えたものを食べた。四〇年前の学校給食で人気のあった「伸びた焼きそば」と同じ味わいがなつかしかった。同じ年代の人なら同意してくれる。

給食は四〇年たっても残るような、意外な記憶を植え付けている。戦略的に学校給食を考えているメーカーがあっても不思議ではない。

†廃棄も人間の脳の命令

動物と違って人間は高度の情報を駆使している。スーパーの店頭に賞味期限切れの商品が並ぶことはない。お客が避けるのが目に見えている。

「新しい牛乳は陳列台の奥にあるから、掘り起こしてかごに入れる」

賞味期限が書いてなければどっちでもかまわなかったものが、一日の差で大違い。これは、確かに情報の成果であるが、ここまで過敏になるとはたして人間にとって幸福なのだろうか。

賞味期限に近づいたものは、コンビニなどでは棚から下ろされる。どうするのかわからないが、廃棄されるものも少なくないはずだ。

「もったいない」

「大丈夫だろうけど、日付けはやはり気になる」

情報が生んだ悲劇である。

家庭の冷蔵庫で賞味期限を迎えたのならば急いで食べるけれど、店頭には並べられない。何度も言うけれど賞味期限は、食べられる限界を示す期限ではない。

「これを過ぎると風味が落ちる可能性がある」

そういう目安である。数週間の賞味期限ならば一日や一週間ぐらいいわば誤差の範囲だ。

これを嫌がるのも、また発達した脳の性質である。脳はしばしば、実質的な安全を越えて、理論的な安全に偏りすぎる嫌いがある。賞味期限が近づくと、それだけで気分的に汚れを感じるのである。いろんなものに汚れを感じるのは脳のくせのようなものだから、仕方がない。安全の代償である。

おかげで、食べられるものがたくさん捨てられる事態をも引き起こす。情緒的な安全感覚に大きく依存すると、あちこちで食料が捨てられ、もったいないことになる。こんな不条理な結果をもたらす情報依存は、人間にとって決して幸せではないはずだ。脳の偏った潔癖症のおかげで、多くの食品が廃棄される。周り回って、飢餓地域の人が飢える。食料は地球規模では余っていない。日本の家庭からは毎年一〇〇〇万トンもの食品が捨てられるという。潔癖症の脳が気持ち悪いと言ったから捨てられたものも少なくないはずだ。この無駄によって地球のどこかで何人かが確実に飢える。

脳の判断もいいけれど、それを正しく導く脳も同時に必要だ。

「でも、脳のバランスなんて、どうしたらいいんですか」

情緒と科学のバランスであろうと私は思う。このバランスが知恵を作る。情緒はもう充分にある。世の中一般に科学が足りないと思うのである。

「科学って言われても」

「いまさら」

強いて言えば、物理や化学と統計学の初歩が決定的に不足している。そのため、理性を欠いた不条理が生まれやすい。見かけの大小関係だけが優先する数字に対する無理解も生じているように思える。日常生活に密着した科学と統計学の啓蒙は目に見えない世界を拡げ数字の読み方を教えてくれる。常識の幅と奥行きを与えてくれる。残念ながら、どちらの分野も、初学者が学ぶのは容易ではないと一般に思われている。

†やせるためなら何でもおいしい――暴走中の新しい脳

若い女性の中には極限に近く痩せている人が目立つ。体質もあるから皆がそうとは言えないが、意識的に痩せようとしてそれが成功している人がいるのは確かである。

「うらやましい」

「つい食べてしまうのよね、私は」

近年の傾向である。三〇年以上前に大阪万博があったころに、イギリスのツイッギーという激やせモデルがミニスカートを世界中に流行らせた。ツイッギーの痩身は同時代の人には異様に見えたが、今では同じ体型の人は少しも異様ではない。むしろ、うらやましいと羨望の目で見られそうだ。

痩身が美か醜かなどと論争を始めるつもりはない。まして、好きで痩せているのではない人もあるはずだから、どうこう言うつもりは全くない。ただ、無理を重ねて痩身を維持する努力を人間が喜んでしているとしたら、これは動物としてはかなり特殊である。意識的に痩せることを本当に喜ぶ動物は生命誕生以来、おそらく現代の人間だけだろう。一時的な現象ではない。もはや定着していると見なしていいだろう。

「戦後のような飢餓が来れば、そんな流行は一瞬で消えますよ」

「ダイエットなんて贅沢な時代だ」

たしかに、いつでも食べられる安心感が痩身志向の奥にあることは否めない。栄養が足りなくて生きられないかも知れないという悲壮感はない。むしろ、痩せた身体を維持するために自分と戦っているような緊張感が感じられる人が多い。

食に関しては生命維持がかなり簡単になってきた。社会が守ってくれている。生きるために食べる苦労は少ない。そんな事態に、新しい脳が冒険を求めて逸脱を始めたと私は思う。

「スリムは脳の冒険ですか」

ちょっと人がびっくりするくらい痩せてみようか、と脳が気まぐれに思うのである。目立つからうれしい。生命維持よりも他人の賞賛が重要。飽食が可能な時代ならではのなかなかパンチの効いた決断である。動物ならば小太りが一番生命維持にとって安全なのに。

「少年少女のようなほっそりした姿を維持したい」

これなどは、成長が老化の始まりであることを恐れる脳の高度な趣味なのかも知れない。「動物は自分の寿命や死を恐れていない。毎日淡々と生きて、淡々と死んでゆく」横浜市よこはま動物園の園長の増井光子先生のお話である。味覚と食性について話し合ったシンポジウムで最後に語られた言葉として印象に残っている。

動物はシンプルなのに、人間の脳はいろんなことを考えるようだ。

「痩身って新鮮」

「ステイタスよね」

困難である限りスリム志向は無くならない。多数派になったら色あせる。

†過剰な快感は人類を滅ぼす

快感を求めるのは動物の本能である。本能は快感を使って動物や人間の行動を制御してきた。人間も生命維持に沿った正しい行動を行ったときに快感が得られる。喉が渇けばビールがうまい。喉がからからなのにポテトチップスを食べるよりは正しい行動である。おいしさの快感は本来人間を正しく導くために用意されていたはずである。しかし、現代人はこれを誤って用い始めている。脳の飽くなき快感追求である。

現代社会には快感が満ちあふれている。快感は商売の種になるからである。もともと、本能の切り札であった快感がいまや、当たり前のように溢れている。ファーストフード店には快感が一個一〇〇円ほどで売っている。ラーメン屋ではもっと強烈な快感が千円札でおつりが来る。ケーキ屋さんや果物屋さんにも色とりどりの快感が並んでいる。コンビニエンスストアの棚には、快感ランクの高いものばかりが並ぶ。しかも週替わり。

こんなに、本能をくすぐる食材ばかりが並ぶのはもちろん正常ではない。動物の歴史でも前例がない。しかも自制する動きは弱い。

動物のDNA上には飽食の事態は想定されていない。ストップがかからない。ついつい、食欲コントロールの抑制を振り切って食べ続けてしまう。貪《むさぼ》っているというのが正しい。快感を過剰に欲求する人間のような動物の末路がどうなるのかは、あまり言いたくはないが明らかである。知ってしまった快感は後戻りできない。やみつきになるほどおいしいものはこれからもますます増えるであろう。そのような中で人間はゆっくりと自滅してゆく。人類は緩慢な死を迎えつつある。現代人はその先頭を引っ張っている。巨大な数の人間が食の快感を求めて欲求を高める。渦中にいる人間にとっては別段不自然なことではない。そして後戻りはできない。

本能の快感は生命維持とは関係のない楽しみのために忙しい。人間の食生活は動物としてのシンプルな原理を逸脱し、栄養素の出入りさえも伴わないバーチャルな世界に踏み込むだろう。それも時代の要求である。食べることの意味が次第に曖昧になる時代が来る。生きることと無関係な食の時代である。生命を維持するだけならサプリメントがある。

生殖行動がずいぶん先を走っている。生殖のための生殖行動はまれにしか行われなくなる時代が来ている。そして、本来の意味を離れた生殖行動の様式は急速に変形してゆく。食も生殖もどちらも結果としての快感や安らぎや満足感だけが残る。止めようとしてもどうしようもない流れというのも世の中にはある。

だんだん多くの国の人間が快感探求に合流し、貪りながらゆっくりとした破滅の時を過ごす。じたばたしても流れの方向は変わりそうもない。大きく発達した脳を持ってしまった人間という動物の運命である。個人には終焉があるし、動物種は至る所で絶滅している。人類に終焉があっても不思議ではない。もしも人類に終焉があるならば、肥大した脳が快感欲求に陥り、動物としての人間に興味を持たなくなることが関わっていると思えてならない。肥大した脳にすべてを任せず、推測や先回りばかりせずに、自分の感覚を磨くことがまっとうな道だと私は思う。

あとがき

おいしさは複雑な構造をしている。構成要素のそれぞれが全く独立した学問分野に含まれる。境界領域ではない。不連続領域である。異文化の間を二股三股あるいは四股かけねば全体像が見えない。情報までが含まれる。実に難儀な話である。そういう事情もあって、おいしさ学の専門家というのは多くない。むしろほとんどいないと言っても過言ではない。味覚や嗅覚は研究者も多く、確立された学問分野であるが、おいしさは残念ながらはっきりした領域として認知されていないようである。

数年前、おいしさの多層構造について、岐阜県犬山市にある京都大学霊長類研究所で講演したことがある。サルから人へおいしさの感覚の展開を議論することが主旨であった。その際、当時研究所におられた山極寿一教授（現京大理学研究科教授）から興味深い指摘をいただいた。

「おいしさにはもう一つ、社会的なおいしさというのがあるんじゃあないですか。サルは集団を形成する中で、みんなで食べればおいしいという新しいおいしさを獲得したと思います」

たしかに、みんなで食べればおいしい。小学生の遠足や、気のおけない仲間の飲み会ならば、何でもおいしい。「なるほど」と納得した次第である。

本書で述べた「脳で考えるおいしさ」は、現代人の食行動の特徴を表している。溢れる食材と料理。無数のレストランと情報誌。私たちは実に多くの情報と雑音の中で食べているのである。

生きるか死ぬかの厳しい環境では食べることはシンプルである。豊かになった世界では、より安全に、よりおいしく、より幸せに、さまざまな欲求が膨らんだ。その結果、脳が支配する現代人の食生活が出来上がった。安全情報が増えたが食の危険を警告する情報も増えた。生の五感は失われ始めている。失われた五感を補うためにさらに情報が増える。我々は本当に幸せなのであろうか。

最後に、なかなか筆の進まないあいだも辛抱強く励まし続けていただいた筑摩書房の伊藤大五郎氏に深く感謝する。

ちくま新書
570

人間《にんげん》は脳《のう》で食《た》べている

二〇〇五年一二月一〇日　第一刷発行
二〇二二年　三 月二五日　第七刷発行

著者　伏木 亨（ふしき・とおる）

発行者　喜入冬子

発行所　株式会社 筑摩書房
東京都台東区蔵前二-五-三　郵便番号一一一-八七五五
電話番号〇三-五六八七-二六〇一（代表）

装幀者　間村俊一

印刷・製本　三松堂印刷 株式会社

ISBN978-4-480-06273-4 C0277

ちくま新書

356 さみしい男 諸富祥彦

男たちは今、会社にも家庭にも居場所がなく、寂寞たる空虚感を抱えている。なぜかくもさみしいのか？　どう生きればいいのか？　迷える男のための、心の処方箋。

404 満たされない自己愛——現代人の心理と対人葛藤 大渕憲一

なぜ世間は自分を認めてくれないのか。傷つくのが怖くて人と関われない。私たちの心を捉えて放さない「自己愛」の諸相を見つめ、現代人を特徴づける深層に迫る。

421 行儀よくしろ。 清水義範

教育論は学力論だけではない。今本当に必要な教育は、道をきかれてどう答えるか、困っている人をどう助けるか等の文化の継承である。美しい日本人になることだ。

429 若者はなぜ「決められない」か 長山靖生

なぜ若者はフリーターの道を選ぶのか？　自らも「オタク」として社会参加に戸惑いを感じていた著者が、仕事観を切り口に、「決められない」若者たちの気分を探る。

431 やめたくてもやめられない脳——依存症の行動と心理 廣中直行

薬、酒、賭け事…ヒトはなぜハマるのか。脳のどこかにモノや行動に溺れさせる秘密が隠されているのか。依存のメカニズムを探り肉体と精神の不思議を解き明かす。

460 妻をみなおす 小嵐九八郎

気がつくと、女が異様に強くなっていた。強くなった女たちを見回しながら、いま一度身近な存在の妻をみなおし、ひいては自分をみつめなおす、男の美的生き方論。

489 セックスレスの精神医学 阿部輝夫

その気にならない。面倒くさい。夜がコワイ。そこに潜む現代人特有の心性とは？　豊富な症例をもとに日本人の心とからだを取り巻く病理を探り、処方箋を提示する。

ちくま新書

511
子どもが減って何が悪いか！
赤川学
少子化をめぐるトンデモ言説を、データを用いて徹底論破！　社会学の知見から、少子化が避けられないことを示し、これを前提とする自由で公平な社会を構想する。

531
いっしょに暮らす。
長山靖生
結婚しない人が増えている。親子の絆も揺らいでいる。いま、「家族」に何が起きているのか？　「他者と暮らす」ことの意味と可能性を考え、そこから幸福の形をさぐる。

550
決められない！——優柔不断の病理
清家洋二
迷いが不安を生み、不安が人を優柔不断にさせる。どうしたらこの悪循環を断ち切れるのか。「決められなさ」の背後に潜む病理を解きほぐし、決断力の育み方を探る。

555
誇大自己症候群
岡田尊司
「普通の子」がなぜ凶悪な犯罪者になったのか？　子どもたち、そして現代社会に蔓延する「肥大した自己」という病理を徹底解剖、その超克を見据えた画期的論考。

569
無思想の発見
養老孟司
日本人はなぜ無思想なのか。それはつまり、「ゼロ」のようなものではないか。「無思想の思想」を手がかりに、日本が抱える諸問題を論じ、閉塞した現代に風穴を開ける。

219
天皇がわかれば日本がわかる
斎川眞
天皇はなぜ続いてきたのか？　それは日本が律令国家の直系の子孫だからである。ウルトラ混合政体にいたる日本国家の本質とその由来の謎を明快に解き明かす。

251
江戸の役人事情——『よしの冊子』の世界
水谷三公
身分制と能力主義が微妙に組み合わさった江戸の官僚制。役所仕事の実際や、リクルート・昇進・引退などの人事システムを明らかにし、江戸役人の実像に迫る。

ちくま新書

270 百姓の江戸時代　田中圭一

江戸時代は本当にきびしい身分社会だったのだろうか。村の史料から、当時の庶民である百姓が知恵と元気でつくった経済社会の姿を描き、日本近世史をよみなおす。

328 村からみた日本史　田中圭一

江戸時代、村々には読み書きのできる人が驚くほどいた。残された史料から浮かび上がる教科書とは違う江戸時代像。「歴史の見方」を大きく変えるエピソードを満載。

337 転落の歴史に何を見るか――奉天会戦からノモンハン事件へ　齋藤健

奉天会戦からノモンハン事件に至る34年間は、日本が改革に苦しんだ時代だった。しかしそれは敗戦という未曾有の結末を迎えることになる。改革はなぜ失敗したのか。

357 ＢＣ級戦犯　田中宏巳

ＢＣ級裁判は六年近く続き、死刑九二〇人有期刑三四〇〇人という苛酷な判決を生んだ。四つの戦域の複合体としての太平洋戦争を検証し〝勝者の裁き〟の真実に迫る。

374 謎とき「日本」誕生　高森明勅

考古学の新発見は古代史をどう変えたのか。「日本」という国号や「天皇」号の誕生とその背景、「倭国」の実態や「大化改新」の舞台裏など古代史の迷宮にいどむ。

411 大坂商人　武光誠

大坂商人とは江戸期に活躍した商集団のこと。彼らは権力に与せず、自身の才覚によって商売を発展させた。本書では大坂豪商の系譜を辿り、経済史の変遷を解説する。

442 病いの世相史――江戸の医療事情　田中圭一

江戸時代の百姓たちは貧しくて早死に？　とんでもない。豊富な資料から見えてくる、薬草・温泉・医者を活用してゆたかな医療生活を送る庶民の姿を鮮やかに描く。

ちくま新書

453
幕末外交と開国
加藤祐三

幕末の黒船来航は日本にどんな影響を与えたのか？　ペリーとの交渉をたどりながら、日本の国際社会への参加過程を考察。現在の新たな国際化への指針を提示する。

454
博徒の幕末維新
高橋敏

黒船来航後の動乱期、歴史の表に躍り出てきたアウトローたち。彼らの明暗を分けたのは何か。竹居安五郎、黒駒勝蔵らを歴史の中に位置付けなおす記念碑的作品。

457
昭和史の決定的瞬間
坂野潤治

日中戦争は軍国主義の後ではなく、改革の途中で始まった。生活改善の要求は、なぜ反戦の意思と結びつかなかったのか。日本の運命を変えた二年間の真相を追う。

462
「勝者の裁き」に向きあって
――東京裁判をよみなおす
牛村圭

「勝者の裁き」に引き出されながらも、冷静な眼差しで対処した「A級戦犯」重光葵。その起訴から判決までの軌跡を精緻な読みで分析し、東京裁判の実像に迫る。

507
関東大震災
――消防・医療・ボランティアから検証する
鈴木淳

関東大震災では10万人が命を落としたが、消防・救護はどのように行われたのか。首相から一般市民まで、大災害に立ち向かった人々の全体像に気鋭の歴史学者が迫る。

528
つくられた卑弥呼
――〈女〉の創出と国家
義江明子

卑弥呼は神秘的な巫女ではなく、政治的実権をもった王だった！　史料を丹念に読み解きながら、明治以降につくられた卑弥呼像を完全に覆す、衝撃の論考。

544
八月十五日の神話
――終戦記念日のメディア学
佐藤卓己

一九四五年八月一五日、それは本当に「終戦」だったのか。「玉音写真」、新聞の終戦報道、お盆のラジオ放送、歴史教科書の終戦記述から、「戦後」を問い直す問題作。

ちくま新書

548 歴史を動かした名言 武光誠

歴史を決定づけた武将の言葉、政治的リーダーの警句――。すぐれた人物が発した言葉は、今も燦然ときらめきを放つ。人生と歴史の機微を知り抜いた著者が綴る名言集。

560 男の嫉妬――武士道の論理と心理 山本博文

義に厚く潔いはずの武士の社会も、実態は陰湿な嫉妬うずまく修羅場であった!? 一級史料から男たちの等身大の生き様を浮き彫りにし、その心性の歴史背景を考える。

124 中華料理の文化史 張競

フカヒレの歴史はせいぜい三百年、北京ダックは百年。ではそれ以前の中華料理とは？ 中国の風土、異文化交流という大きな視野から描きだす、芳醇な中国文化史。

064 民俗学への招待 宮田登

なぜ私たちは正月に門松をたて雑煮を食べ、晴着を着るのだろうか。柳田国男、南方熊楠、折口信夫などの民俗学研究の成果を軸に、日本人の文化の深層と謎に迫る。

085 日本人はなぜ無宗教なのか 阿満利麿

日本人には神仏とともに生きた長い伝統がある。それなのになぜ現代人は無宗教を標榜し、特定宗派を怖れるのだろうか？ あらためて宗教の意味を問いなおす。

098 イタリア的考え方――日本人のためのイタリア入門 ファビオ・ランベッリ

オシャレで情熱的で楽天家、でもマザコンで怠け者でいい加減――憧れと拒絶の両極に振れる日本人のイタリア観を解体し、内側から彼らの発想・思考・生活に迫る。

107 空海入門――弘仁のモダニスト 竹内信夫

空海は日本仏教の基礎を築いただけでなく、事業家としても大きな足跡を残した。古代日本の激動期を文化の設計者として生きた空海の実像を描くユニークな入門書。

ちくま新書

222 人はなぜ宗教を必要とするのか　阿満利麿

宗教なんてインチキだ、騙されるのは弱い人間だからだ——そんな誤解にひとつずつこたえ、「無宗教」から「信仰」へと踏みだす道すじを、わかりやすく語る。

351 日本人の神はどこにいるか　島田裕巳

21世紀は宗教の時代である。その巨大な力の根源はどこにあるのか。一神教と多神教という二分法や多神教国日本という常識に挑戦し、日本人の神学を問い直す。

390 グレートジャーニー——地球を這う① 南米〜アラスカ篇　関野吉晴

アフリカに起源し南米に至る人類拡散五〇〇万年の経路を逆ルートで、自らの脚力と腕力だけで辿った探険家の壮大な旅を、カラー写真一二〇点と文章で再現する。

407 お遍路入門——人生ころもがえの旅　加賀山耕一

これまで誰も書かなかった巡礼の極意と真相に迫り、車や観光バスでは味わえない歩き遍路の魅力と、道すがら見えてくる現代社会にまで言及した異色の遍路入門。

420 日本のムスリム社会　桜井啓子

今、日本のあちこちに小さなモスクが出現している。バブル期に日本に出稼ぎに来たムスリムたちが建てたものだ。定住を始めた彼らの全体像に迫る、初めての試み。

424 オトコの進化論——男らしさの起源を求めて　山極寿一

いま、男として生きることの不安はどこからくるのか？　サルからヒトになるために人類が経験しなければならなかった事柄を検証し、男の進化の謎を解く。

425 キリスト教を問いなおす　土井健司

なぜキリスト教は十字軍など戦争を行ったのか？　なぜ信仰に篤い人が不幸になったりするのか？　数々の難問に答え、キリスト教の本質に迫るラディカルな試み。

ちくま新書

445
禅的生活
玄侑宗久
禅とは自由な精神だ！　禅語の数々を紹介しながら、言葉では届かない禅的思考の境地へ誘う。窮屈な日常に変化をもたらし、のびやかな自分に出会う禅入門の一冊。

508
前衛仏教論――〈いのち〉の宗教への復活
町田宗鳳
仏教とは、あらゆる束縛から私たちを解き放つエネルギーだ。閉塞した日本仏教への大胆な提言を交え、命そのものを慈しむ思想としてのおおらかさを再発見する。

537
無宗教からの『歎異抄』読解
阿満利麿
真の宗教心はどんな生き方をひらくものか？　無宗教者の視点から『歎異抄』を読み解くことで、無力な自己が自在な精神をつかむ過程を探り、宗教とは何かを示す。

568
グレートジャーニー――地球を這う②　ユーラシア〜アフリカ篇
関野吉晴
人類拡散五〇〇万年の足跡を逆ルートで辿る、足掛け一〇年に及ぶ壮大な旅の記録。ユーラシア大陸を横断し、いよいよ誕生の地アフリカへ！　カラー写真一三〇点。

088
そば打ちの哲学
石川文康
哲学とそば打ち、そこにはどんな関係があるのか。自分で種を播き、粉をひいて打つ。単純だが、決して容易でないそば打ちの極意を伝授し、愉楽を説くそば通入門。

103
書を学ぶ――技法と実践
石川九楊
書の美しさはどこから来るのか。書の七つ道具の揃え方から、筆の持ち方や運筆法に至るまで、書の技法の本質を踏まえ、初学者が表現に到達するための極意を伝授。

308
宮崎駿の〈世界〉
切通理作
大気の流れからメカ、建物、動物、人間、草木……そしてそこに流れていた歴史まで。〈世界〉を丸ごと作る宮崎駿作品を共感覚的に探る、これまでにない長編評論。

ちくま新書

319 整体　楽になる技術　片山洋次郎
心理学でいう不安は整体から見れば胸の緊張だ。腰椎を緩めれば解消する。不眠などを例に身体と心のコミュニケーションを描き、からだが気持ちよくなる技術を紹介。

346 心療内科の時代　江花昭一
出社拒否症、自律神経失調症など、心からくる病気がふえている。おかしいなと思ったらまずは扉を押してみよう。最近の心療内科の実際と正しいかかりかたを紹介。

348 立ち直るための心理療法　矢幡洋
トラウマ理論をぶっとばせ！　心の病から立ち直るには原因を探っても意味がない。うつ病、神経症、心身症などの特徴とそれに対応する様々な心理療法を紹介する。

353 うつを生きる　芝伸太郎
律儀・几帳面・仕事熱心。平凡な良き日本人特有のこうした美風がうつ病に行き着くとしたら……。そんな私たちの生きざまを肯定しつつ、病から救い出す術を探る！

361 統合失調症——精神分裂病を解く　森山公夫
精神分裂病の見方が大きく変わり名称も変わった。発病に至る経緯を解明し、心・身体・社会という統合的視点から、「治らない病」という既存の概念を解体する。

408 日本の医療に未来はあるか——間違いだらけの医療制度改革　鈴木厚
なぜ日本の医療はよくならないのか？　それは医療への批判が的はずれだからである。現場の医師の目で医療制度の病巣をえぐり出し、今後の方向性を見極める問題作。

412 中高年自殺——その実態と予防のために　高橋祥友
ここ数年、日本の自殺者数は三万人を超える高水準にある。なかでも中高年男性の増加が目立つ。自殺予防はどこまで可能なのか。専門医による緊急書き下ろし。

435
ユング派カウンセリング入門
大住誠
「こころの病」とは、成長する自己が殻を破るときの苦しみのことなのだ。その治癒のメカニズムと技法を、日常の人間関係にも応用できるように紹介したドキュメント。

444
男が学ぶ「女脳」の医学
米山公啓
男には理解できない女の行動と言動の数々。その違いを生み出す原因とは何なのか。医学的および脳科学的な見地から、彼女たちの心と身体についての謎を究明する。

554
日本の医療が危ない
川渕孝一
日本の医療のどこがそんなにいけないのか？ 何が足りないのか？ 医療制度改革を目前に控え、技術・サービス・経営・国際競争力等斬新な角度から医療の質を問う。

572
医学は科学ではない
米山公啓
臨床現場では全てを〈科学〉で解決できるわけではない。科学的データか患者の声か、その間でジレンマに陥る医療はどこに進むべきなのか？ 臨床医学の虚構を暴く一冊。

068
自然保護を問いなおす
——環境倫理とネットワーク
鬼頭秀一
「自然との共生」とは何か。欧米の環境思想の系譜をたどりつつ、世界遺産に指定された白神山地のブナ原生林を事例に自然保護を鋭く問いなおす新しい環境問題入門。

363
からだを読む
養老孟司
自分のものなのに、人はからだのことを知らない。たまにはからだのことを考えてもいいのではないか。口から始まって肛門まで、知られざる人体内部の詳細を見る。

434
意識とはなにか——〈私〉を生成する脳
茂木健一郎
物質である脳が意識を生みだすのはなぜか？ すべてを感じる存在としての〈私〉とは何ものか？ 人類に残された究極の問いに、既存の科学を超えて新境地を展開！

ちくま新書

012
生命観を問いなおす——エコロジーから脳死まで
森岡正博
エコロジー運動や脳死論を支える考え方に落とし穴はないだろうか？　欲望の充足を追求しつづける現代のシステムに鋭いメスを入れ、私たちの生命観を問いなおす。

204
こころの情報学
西垣通
情報が心を、心が情報を創る！　オートポイエーシス、動物行動学、人工知能、現象学、言語学などの広範囲な知を横断しながら、まったく新しい心の見方を提示する。

261
カルチュラル・スタディーズ入門
上野俊哉
毛利嘉孝
サブカルチャー、メディア、ジェンダー、エスニシティ、ポストコロニアリズムなどの研究を通してカルチュラル・スタディーズが目指すものは何か。実践的入門書。

303
「野性」の哲学——生きぬく力を取り戻す
町田宗鳳
根源的な生命力を喪いつつある現代人。既成の価値観が揺らぐ今こそ、常識の檻を超えて心と体を解放しよう！「野性」をキーワードに時代を生き抜く智慧をさぐる。

376
「美の文明」をつくる——「力の文明」を超えて
川勝平太
日本は今、暴力と破壊に行きつく「力の文明」に替わる新たな未来戦略を求められている。国土構想を問い直し、地球環境を視野に入れた「美の文明」の条件を提示する。

377
人はなぜ「美しい」がわかるのか
橋本治
「美しい」とはどういう心の働きなのか？　「合理性」や「カッコよさ」とはどう違うのか？　日本の古典や美術に造詣の深い、活字の鉄人による「美」をめぐる人生論。

391
「心」はあるのか——シリーズ・人間学①
橋爪大三郎
「心」の存在が疑われることは、あまりない。が、本当に「心」は存在するのだろうか？　この問題を徹底検証し、私たちの常識を覆す。スリリングな社会学の試みだ。